もしも「死にたい」と言われたら

自殺リスクの評価と対応

松本俊彦 著

国立研究開発法人 国立精神・神経医療研究センター 精神保健研究所
薬物依存研究部 部長

中外医学社

はじめに

　1998年にわが国の自殺者総数は一挙に3万人を超え，その状態が14年間，文字通りの高止まりのまま続いた．確かに，最近3年間は年間の自殺者総数が3万人を切ってこそいるが，それでも依然としてわが国は，先進国のなかで最も自殺率の高い国のひとつである．

　こうしたなかで，わが国では，2006年に自殺対策基本法が制定され，以後，自殺対策は国家的な取り組みとなった．そのなかでも早くから行われてきた対策事業は，「うつ病の早期発見，早期治療」，「かかりつけ医と精神科医との連携」といった精神科受診促進事業，皮肉な表現をすれば，「精神科に行こう」キャンペーンであった．

　しかし，自殺予防のために精神科医療に何ができるのであろうか？

　正直にいうと，それについて私は，「かなり心もとない」と感じてきた．というのも，精神科医療関係者のなかには，「死にたい」と訴える患者に「命を粗末にしちゃいけない」と説教したり，リストカットや過量服薬を繰り返す患者を叱責したりするスタッフがいまだに少なくないからである．

　また，精神科医療関係者の教育体制も気になる．たとえば，精神科のレジデントに，「患者に自殺念慮について質問するのは是か非か？　そして，それはなぜか？」，「患者から『死にたい』といわれた場合の対応は？」と質問すると，躊躇なくすらすらと答えられる者は意外に少ない．

　これはレジデントだけの問題ではないかもしれない．もしかすると彼らを指導する側の中堅からベテランの精神科医もまた，こうしたことを十分に理解できていない可能性はないだろうか？　事実，筆者自身，自分がこれまで受けてきたトレーニングをふりかえると，初期研修，あるいは精神科とし

て専門的なトレーニングにおいても，自殺リスクの評価と対応に関して系統的な教育というものを受けた記憶がない．

　要するに，自殺リスクの評価と対応という，文字通り「命にかかわる」重要な仕事を，ほとんど「直感」や「常識の延長」で行っている精神科医療関係者は，想像以上に多い可能性がある．はたしてこのような状態で，かかりつけ医から紹介された患者や，救命救急センターから診察を依頼された自殺未遂患者の自殺リスクを正しく評価し，適切に対応することができるのであろうか？

　これからの自殺対策は，単に「精神科につなぐ」だけでは不十分であり，「つながった後の精神科医療の質を向上させること」こそが重要な課題となる．その第一歩として，自殺リスクの評価と対応の基本をある程度，系統的に解説した本が必要ではないか．それが，筆者が本書の執筆を思い立った理由である．

　本書は決して自殺予防全体を包括したものではないし，自殺の危機介入という限られた領域に関しても，まだまだ不完全な点も多々あろう．見方によっては，筆者が現時点で自信を持って語れるものだけしか語っていない，という感覚も否めない．しかしそれでも，本書の内容は，精神科レジデントや精神科コメディカル，あるいは，他の診療科医師や初期研修医が，明日からの臨床にすぐに生かせる情報であると自負している．

　ぜひ自殺予防に関心のある臨床家，援助者の方にご一読いただきたいと願う次第である．

　　　2015 年 4 月

　　　　　　　　　　　　　　　　　　　　　　　　　松本俊彦

目　次

はじめに

◆第1章　人はなぜ自殺するのか？　　　　　　　　　1
自殺の対人関係理論に基づく予防と治療・援助の基本

Ⅰ　はじめに ……………………………………………………… 1
Ⅱ　自殺の対人関係理論とは ……………………………………… 2
Ⅲ　自殺の対人関係理論からみた精神障害と自殺との関係……… 6
Ⅳ　自殺の対人関係理論からみた危機介入のあり方…………… 10
Ⅴ　おわりに ……………………………………………………… 15

◆第2章　隠された自殺念慮に気づくには　　　　　　18
自殺念慮のアセスメントと CASE アプローチ

Ⅰ　はじめに ……………………………………………………… 18
Ⅱ　自殺予防における自殺念慮が持つ臨床的意義 ……………… 19
Ⅲ　自殺念慮のアセスメントに際しての困難と注意点 ………… 23
Ⅳ　語りづらい話題を正直に語らせる技法 ……………………… 26
Ⅴ　自殺イベントの時系列アセスメント ………………………… 28
Ⅵ　補足的な情報収集……………………………………………… 33
Ⅶ　おわりに ……………………………………………………… 35

i

第3章　自殺企図の評価と対応　　37

　　Ⅰ　はじめに…………………………………………………… 37
　　Ⅱ　自殺企図の評価…………………………………………… 38
　　Ⅲ　自殺念慮の告白に対する対応…………………………… 44
　　Ⅳ　自殺企図の対応…………………………………………… 48
　　Ⅴ　おわりに…………………………………………………… 57

第4章　非自殺性自傷に対する精神療法　　59

　　Ⅰ　はじめに…………………………………………………… 59
　　Ⅱ　非自殺性自傷の治療に際しての基本的な態度………… 60
　　Ⅲ　自傷のモニタリングとトリガー分析…………………… 65
　　Ⅳ　置換スキルの習得………………………………………… 69
　　Ⅴ　面接の実際………………………………………………… 74
　　Ⅵ　症例A　17歳　女性　高校生 ………………………… 76
　　Ⅶ　自傷が止まった後のかかわり…………………………… 79
　　Ⅷ　おわりに…………………………………………………… 80

第5章　過量服薬の理解と予防・対応　　83

　　Ⅰ　はじめに…………………………………………………… 83
　　Ⅱ　過量服薬の理解…………………………………………… 85
　　Ⅲ　過量服薬の予防…………………………………………… 94
　　Ⅳ　過量服薬の危機介入……………………………………… 98
　　Ⅴ　おわりに……………………………………………………101

第6章　心理学的剖検から見えてきた自殺の危険因子　104

- I　はじめに ……………………………………………………104
- II　心理学的剖検とは？ …………………………………………106
- III　なぜ心理学的剖検研究が必要なのか
　　──他の研究手法との比較 ……………………………………107
- IV　海外における心理学的剖検研究の動向 ……………………110
- V　わが国における心理学的剖検の現状 ………………………112
- VI　私たちの心理学的剖検研究から現在までに
　　明らかにされたこと …………………………………………115
- VII　おわりに ……………………………………………………121

あとがき ………………………………………………………125

索引 ……………………………………………………………131

第1章
人はなぜ自殺するのか？
自殺の対人関係理論に基づく予防と治療・援助の基本

I はじめに

「自殺予防のために精神科医療に何ができるのか」．この疑問が，筆者をして本書執筆へと向かわせた起点であるが，ここでは，あえて逆方向から問いを立ててみたいと思う．いわく，「人はなぜ自殺するのか？」．

この問いに答えるのは容易ではない．自殺学の祖 Edwin Shneidman は，自殺に共通する 10 の特徴（表 1-1）を明らかにしているが，そこから漠然と見えてくるのは，自殺という行動の背景には，「耐えがたい精神的苦痛」や「満たされない欲求」，「絶望感と無力感」といった否定的感情が存在するということである．そして，Shneidman の考えに従えば，その否定的感情

表 1-1 自殺に共通する 10 の特徴
(Shneidman ES. Definition of suicide. 1985)

- 自殺に共通する目的は，問題を解決することである．
- 自殺に共通するゴールは，いっさいの意識活動を止めることである．
- 自殺に共通する動機は，耐えがたい精神的苦痛である．
- 自殺に共通するストレッサーは，満たされない欲求である．
- 自殺に共通する感情は，絶望感と無力感である．
- 自殺に共通する認知の状態は，両価性である．
- 自殺に共通する認識の状態は，心理的な視野狭窄である．
- 自殺に共通する行動は，脱出である．
- 自殺に共通する対他的行動は，意図の伝達である．
- 自殺に共通する対処パターンは，それまでの人生において繰り返されてきたものである．

による苦痛が耐えがたい強度で持続し，逃げ出すことができない状況へと至ったとき，人は心理的視野狭窄に陥り，困難な状況から脱出する唯一の方法として自殺を考えることとなる．

とはいえ，自殺を考えた人がすべからくそれを行動に移すわけではない．2007年に内閣府が行った国民意識調査（2008年）によれば，ランダムに抽出された国民のうち，これまでの人生で少なくとも1回以上「本気で死にたい」と考えたことがある人は，調査対象者の約2割にも達していたという．いうまでもなく，この2割の人の大半は生涯自殺することはない．この事実は，自殺を考えることは，人間にとって比較的ありふれた現象であり，自殺を考えた人のうち実際に行動に移すのはごく一部にすぎないことを示している．

それでは，人はなぜ自殺するのか．

本章では，この問いに対する一つの回答の試みとして Thomas Joiner らの「自殺の対人関係理論」（Joiner et al, 2009: Van Orden et al, 2010）を紹介し，この理論にもとづいた評価や実際の治療・援助に関する基本理念を確認しておきたい．

Ⅱ 自殺の対人関係理論とは

すでに述べたように国民のおよそ2割は真剣に自殺を考えたことがあるが，そのほとんどは行動に移していない．もちろん，将来への希望や期待が多少とも残されていたり，仕事上の責任や残される家族への配慮などが歯止めになったりはするのだろう．しかし，本能的もしくは原始的な部分で人に自殺を思いとどまらせるのは，何といっても，死に対する恐怖感や自分の身体を傷つけることに対する抵抗感である．

Joiner ら（2009）はこの点に注目し，自らの自殺に関する理論の出発点とした．彼らによれば，人が自殺行動を起こすのには，自殺に対する心理的なハードルが下がるプロセスが必要であるという．つまり，自殺願望を行動に移すには，死に対する恐怖感が減弱したり，自分の身体を傷つけることに

2 もしも「死にたい」と言われたら

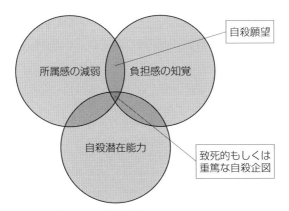

図 1-1 自殺の対人関係理論
(Joiner TE et al. The interpersonal theory of suicide: guidance for working with suicidal clients, 2009)

対して慣れたり，身体的疼痛に対して鈍感になったりするという，一種の準備状態が必要なのである．こうした能力のことを Joiner らは，「獲得された自殺潜在能力（acquired capability for suicide：以下，自殺潜在能力と略す）」と名づけており，自殺願望に自殺潜在能力が加わったときに自殺が行動化されると指摘している．

ついでにいえば，自殺願望（＝積極的な自殺念慮）については，後述する「所属感の減弱 thwarted belongingness」と「負担感の知覚 perceived burdensomeness」が重なることで生じる（いずれか一つでは，「もう生きているのが嫌だな」という消極的な自殺念慮にとどまる）．Joiner らによれば，自殺潜在能力は自殺行動を起こしやすい心理状態（「慢性自殺状態」）を準備し，その状態に，所属感の減弱や負担感の知覚によって生じた自殺願望が合流したときに，「急性自殺状態（切迫した自殺の危険）」を呈するという（図1-1）．

1 自殺潜在能力

自殺潜在能力は，身体的疼痛への抵抗感の低さや慣れを反映している．自

殺企図歴の存在は近い将来における自殺既遂を予測する危険因子として広く知られている．実際，心理学の基礎実験において，自殺企図経験のある者はそうした経験のない者に比べて高い疼痛耐性を持っており，特に2回以上の自殺企図経験者では疼痛閾値が急激に上昇することが証明されている（Orback et al, 1996）．こうした疼痛耐性の上昇は，そのまま自殺潜在能力が高まったことを意味するという．

　自殺潜在能力は，リストカットのような軽症かつ非致死的な自傷行為，あるいは摂食障害（拒食や過食・嘔吐）やアルコール・薬物乱用のような，自殺以外の意図から故意に自分の健康を害する行動によって高められる．また，慢性疼痛を抱える経験，あるいは，格闘技やラグビー，サッカーなどの激しい身体接触を伴うスポーツ，戦闘やけんかなどによる暴力被害・加害の経験，頻回の外科手術など，疼痛と刺激誘発的な体験も自殺潜在能力に関係している．

　たとえば，女性は男性の2倍，うつ病に罹患しやすいが，その一方で，自殺死亡率は，世界中のほとんどの国で男性は女性の2〜3倍高い．うつ病と自殺とをめぐる，このような矛盾した関係について，Joiner らは，男性は，けんかや激しいスポーツなどを通じて自殺潜在能力の高まりが顕著であり，それはうつ病によるよりも自殺に対する影響が大きい可能性があると考えているようである．また，高齢者の場合，慢性疼痛を伴う持病を抱えている者が少なくなく，自殺潜在能力を高める要因として無視できない．

　自殺潜在能力は，生来性の衝動性の高さとも関係がある．また，アルコールや薬物による酩酊は，死に対する恐怖感を減じ，衝動性を亢進させることによって，一過性に自殺潜在能力を高める．

　さらに，自殺潜在能力は，自分自身が身体的疼痛を体験すること以外の出来事によっても影響を受ける．たとえば，他者の身体損傷や疼痛の体験に遭遇したり，他者の死を目撃したりすることでも高められる可能性があるという．このことは，身近な人に先立たれる体験を重ねている高齢者，あるいは，医療関係者における自殺死亡率の高さを説明する理由の一つとなるかも

しれない．その意味では，自殺潜在能力とは，「怖がらずに死を凝視する能力」といいかえることもできるであろう．

2 所属感の減弱

　所属感の減弱とは，現実に人とのつながりがなく，孤立している状況を意味するとともに，「自分の居場所がない」，あるいは「誰も自分を必要としている人などいない」という主観的な感覚も含んでいる．

　Joiner らによれば，この概念が自殺に関係することを支持する実証的研究は多数存在するという．たとえば，子どもの多い母親は子どもの少ない母親よりも自殺率が低いという知見，あるいは，一卵性双生児は自殺率が低い，祝祭の時期や国全体が経済的に困難な時期，大規模災害や悲劇が発生した直後は，一般市民の連帯感は高まり，自殺率は低下する，さらには，大学への所属感の乏しさと学生の自殺念慮とは正の相関関係にあるなどといった知見がそれにあたる．

　職場・学校でのいじめ被害やパワーハラスメント，家族との葛藤，虐待被害，単身生活をしていること，あるいは社会的な引きこもりの状態は，所属感の減少を引き起こしうる．また，自分にとって価値あるものを喪失して生きがいを見失うことは，いわば「この世における自分の居場所」を喪失する体験であり，恥辱感を味わされることは，「立場（＝自分が所属する集団での居場所）」を失う体験である．さらに，精神科治療やカウンセリングなどの心理学的な援助を受けることに対する偏見，あるいはそのような支援資源へのアクセスの悪さが，結果的に所属感の減弱を強めることもある．

　もちろん，精神障害の症状が，直接的もしくは間接的に所属感の減少をもたらすこともある．抑うつ気分に影響された，自他に対する歪んだ認知が，「自分はひとりぼっちだ」，「誰も自分のことをわかってくれない」という感覚を増強したり，あるいは，職業的能力の低下が，その人に「自身の存在理由や生きがいを喪失した」という感覚を引き起こしたりして，所属感の減弱をもたらす可能性がある．また，長期にわたる罹病生活のなかで，職場や家

庭で居場所を失ったり，重要他者との関係性が破綻したりする結果，深刻な所属感の減少を呈する場合もあろう．

3 負担感の知覚

負担感の知覚とは，「自分が生きていることが周囲の迷惑になっている」，あるいは，「自分がいないほうが周囲は幸せになれる」という認識を指す．これが自身の存在に対する羞恥の感情や罪悪感，激しい攻撃性を生じさせる．

この概念の根拠として，Joiner らは，自殺企図者の遺書を対象とした研究を参照している．その研究によれば，自殺の方法として暴力的かつ致死率の高い手段を用いた者ほど，遺書に「負担感の知覚」を示唆する表現が認められたという．

負担感の知覚は，配偶者や子どもから介護を受けている高齢者が，「自分が家族の足手まといになっている」という感覚のなかで高まることがある．事業の失敗や多重債務により家族が経済的困窮に追い詰められるなかで，「自分が死んで生命保険のお金がおりれば，家族の生活は楽になるはず……」という認識から生じることもあろう．また，気分障害や統合失調症などの精神障害に関連する妄想——罪業妄想——の直接的な影響によって生じる可能性もある．

Ⅲ 自殺の対人関係理論からみた精神障害と自殺との関係

海外の心理学的剖検研究（Arsenault-Lapierre et al, 2004: Cavanagh et al, 2003: Lönnqvist et al, 1995）は，自殺既遂者の 90 〜 96％が自殺直前には，うつ病をなどの精神障害に罹患した状態にあったことを明らかにしている．しかし，注意すべきなのは，これらの知見はあくまでも自殺時点における横断的な精神状態を指摘したにすぎず，決して縦断的な因果関係を結論できるものではない．

6 もしも「死にたい」と言われたら

なるほど，筆者らの国内における心理学的剖検調査（Hirokawa et al, 2012）でも，海外の心理学的剖検研究と同じように，自殺者の9割は，自殺直前には何らかの精神障害の診断が可能な状態にあり，そのなかでも特に多い精神障害がうつ病であることが確認されてはいる．しかし，実際に調査面接で遺族の話を聞いていると，たとえば「うつ病」を一つとっても，その病像はあくまでも操作的診断基準で「大うつ病性障害」の診断基準を満たすというだけの話であって，典型的な病像——メランコリー親和型とか執着気質などの内因性うつ病——は意外に多くないことに驚かされる．むしろ，見かけ上は軽症に見えたり，病気としての輪郭が曖昧に感じられたりするなど，非典型例が目立つというのが正直な感想である．

　このことは，単に精神障害に関する知識や経験だけでは自殺リスクの評価はできない可能性を示唆している．ある意味では，これはあたりまえのことかもしれない．というのも，いうまでもなく自殺リスクとは，精神障害だけから成り立っているものではなく，経済的な要因，あるいは家族や友人，職場の同僚との関係，職業上の問題など，多様な要因が重なり合って生じるものだからである．

　その意味では，自殺の対人関係理論の考え方はより現実に即していて，総合的な自殺対策にふさわしいといえるであろう．Joinerらは，精神障害が直接的に自殺行動に影響を及ぼすという立場はとっていない．そうではなく，精神障害の症状や，症状によって二次的に引き起こされる環境の変化が，自殺潜在能力，所属感の減弱，負担感の知覚といった3要因に影響を与え，結果として自殺願望を生じさせたり，切迫した自殺行動の危険を高めたりすると考えている．

　以下に，代表的な精神障害と自殺との関係を，自殺の対人関係理論に沿って検討してみたい．

1 うつ病

　うつ病患者は，うつ病特有の否定的な自他に対する認知，ならびに，否

定的フィードバックという「負のスパイラル」的認知により，自己評価が低下するとともに，周囲に対する被害感が強まって，所属感の減弱が生じやすい．また，重篤な抑うつ気分が離人感を高めたり，非自殺性自傷（自殺以外の意図による軽度の自傷行為）を引き起こしたりすることがあり，これが自殺潜在能力を高める可能性がある．さらに，意欲減退による生活機能の障害，あるいは職業的な作業効率の低下が，周囲に対して「自分が足手まといになっている」という感覚を引き起こし，負担感の知覚を生じさせる．

2 摂食障害

摂食障害罹患患者の死因として，栄養不良に関連した身体合併症は意外に少ない．圧倒的に多いのは自殺であり，事実，摂食障害患者の自殺死亡率は，一般人口よりもはるかに高い（Harris & Barraclough, 1997）．

神経性無食欲症に罹患する者は，飢餓や低体温に耐えるなかで，疼痛に対する鈍さを獲得し，自殺潜在能力が高くなっている．また，神経性大食症に罹患する者は過食，あるいは自己誘発嘔吐や緩下剤乱用，さらには，しばしば合併する非自殺性自傷などにより，自殺潜在能力が高まっている可能性がある．

神経性無食欲症患者のなかには，長期にわたって社会的に引きこもった生活を送り，恋人や配偶者，友人がいない者も多い．このため，摂食障害の症状が消失した後にも，社会的機能が低いまま遷延し，所属感の減弱が持続しやすい．一方，神経性大食症患者には比較的高い社交性を持つ者もおり，その場合には所属感の減弱は比較的軽微な傾向がある．しかし，一部には自分が持っているソーシャルネットワークに満足していない者もおり，その場合には主観的な所属感の減弱は起こりうる．

また，精神障害者の家族研究によれば，摂食障害患者の家族の負担は，重度の精神病性障害患者の家族よりも大きいという指摘がある．患者がこうした現実に気づいた場合には，負担感の知覚も増大する可能性がある．

3 統合失調症

統合失調症患者の自殺に関する研究では，他害的な暴力のエピソードのあること，若年発症で独身であること，知的能力が高く，陰性症状が軽度であること，入院回数が多いこと，退院直後であることなどが自殺の危険因子として同定されている（Popovic et al, 2014）．また，命令性幻聴の存在が統合失調症患者の自殺行動に大きな影響を与えることも知られている（Zisook et al, 1995）．以上のような先行研究の知見も，自殺の対人関係理論に基づいて説明することができる．

暴力的な統合失調症患者は，暴力加害行為を通じて自殺潜在能力が高まっている可能性がある．また，統合失調症患者のなかには，離人症状のために顕著な疼痛耐性を持っている者も少なくなく，これに命令性幻聴が加われば，自らを傷つけることに対する抵抗感はいっそう減弱するであろう．

また，典型的な統合失調症は思春期・青年期に発症し，その後の社会生活に深刻な障害を引き起こす．その結果，非社交的で未婚者が多い．頻回に精神科病院へ入院した経験によって，地域での居場所を失う者もいるかもしれない．これらの要因が，患者の所属感の減弱を高める可能性がある．

さらに，高い知的能力を持つ患者では，寛解期に，急性期における自身の状態や，自らの罹患する病気の深刻さに対する洞察が生じ，自己嫌悪感とともに，負担感の知覚が高まることがある．あるいはまた，急性期において，統合失調症の症状である被害妄想や罪業妄想によって，直接的に負担感の知覚が高まる場合もある．

4 境界性パーソナリティ障害

境界性パーソナリティ障害は，自殺死亡率が一般人口の 400 倍と，きわめて自殺リスクの高い精神障害である．

境界性パーソナリティ障害患者は，リストカットなどの非自殺性自傷やアルコール・薬物の乱用，自動車の無謀な運転などを繰り返すなかで，自殺潜在能力が非常に高まった状態にある者が多い．また，対人関係のトラブルを

起こし，孤立しやすいために，所属感の減弱が容易に生じる．そのうえ，精神科医療関係者も治療困難性を理由にこの種の患者を忌避する傾向があり，援助や治療につながってもなお所属感の減弱が解消されないこともある．さらに，患者は様々な行動化を通じて，家族などの周囲の重要他者を情緒的に巻き込むことが多く，あらゆる精神障害のなかで最も家族の負担感が強く，何かの拍子に患者がこのことを自覚した場合には，負担感の知覚が急激に高まる可能性がある．

5 物質使用障害

　アルコール・薬物といった精神作用物質の乱用・依存を呈する人も自殺リスクの集団である．物質使用障害患者は，健康被害を顧みずに依存性物質を摂取することを中心とした生活を送っている者が少なくなく，それだけでも十分に自殺潜在能力が高い集団といえる．そのなかでも，薬物を静脈注射によって使用する者は，他の摂取方法を用いる者よりも自殺潜在能力はさらに高いという．また，アルコールや薬物の乱用は，その薬理効果がもたらす酩酊によって，身体を傷つけることや疼痛に対する抵抗感，さらには死に対する恐怖感を減弱させ，自殺潜在能力を一時的に上昇させる．

　物質使用障害患者は，物質使用に関連するトラブルにより，離婚，解雇，逮捕・服役といった否定的なイベントに遭遇することが多く，社会的に孤立しやすい．これが所属感の減弱をもたらしうる．また，物質使用はしばしば家族を情緒的に巻き込み，家族の精神的負担は深刻であるために，患者の負担感の知覚も高まりやすい．

Ⅳ 自殺の対人関係理論からみた危機介入のあり方

　Joiner らによれば，ある人が自殺行動におよぶかどうかは，自殺潜在能力，所属感の減弱，および負担感の知覚という 3 つの要因の総和によって決まるという．逆にいえば，自殺の危機に介入する際には，その患者につい

てこれらの3要因の視点から評価と対応を考える必要がある.

以下に, その評価と対応の基本的な考え方について述べたい.

① 自殺リスクの評価

自殺の危機とは, ある人が何らかの困難に遭遇して自殺願望を抱くに至り, その願望に準拠した行動をとることによって生じる. その際, 「自殺願望に準拠した行動」をとりやすくする要因が自殺潜在能力である. 最初の評価にあたっては, 自殺潜在能力に関する慎重な評価が必要である.

これまで述べてきたように, 自殺潜在能力は, 疼痛と刺激誘発的な体験に繰り返し曝露されることで身につけられるものである. そのなかでも自殺企図の経験は非常に強い影響力があり, 過去の自殺企図歴に関する情報収集は重要である. なかでも複数回以上の自殺企図歴がある者には特に注意を払わなければならない (Orbach et al, 1996). 複数回以上の自殺企図歴のある者は, 単回のみの自殺企図者や企図歴のない者に比べると, 自殺へと向けてかなり前進していると考えるべきであり, 比較的ささいな困難や苦痛でも自殺行動をとる動機となりうる.

自殺の計画性・準備性に関する情報収集も重要である. 自殺潜在能力は, 自傷や死についての恐怖感の乏しさであるから, 将来の自殺をどこまで具体的かつ鮮明に思い描いているのかに反映される. 人に見つかったり止められたりして計画が頓挫しないように, 周到に準備や配慮をしていることなども大事なポイントである.

また, 物質使用に関連する問題の評価も重要である. 原則として自殺潜在能力は, 長期におよぶ自己破壊的ないしは刺激誘発的行動の「蓄積」として生じるものであって, 短期間の介入で変化させることは難しい. しかし, 物質使用による酩酊の影響で一時的に自殺潜在能力が高まるタイプの人の場合には, 物質使用障害に対する治療介入によって自殺潜在能力を低減できる可能性がある.

一方, 所属感の減弱や負担感の知覚については, 初回の詳細な評価より

も，治療経過のなかで定期的に評価を繰り返すことが重要である．自殺潜在能力が長年の蓄積による静的な要因であるのに対し，所属感の減弱や負担感の知覚は動的かつ可塑的であり，短期間の介入によって変化しやすいからである．

　参考までに，評価に際して役立つ質問方法として Joiner らが推奨しているものを示しておく．所属感の減弱については，「他の人たちと結びつきがあると感じますか？　お一人暮らしですか？　気分が悪いときに電話できる人がいますか？」であり，負担感の知覚については，「『私の人生にかかわる人々は私がいなくなったら楽だろう』と思う人がいますが，あなたの場合はどうでしょうか？」である．

② 危機介入に際しての優先順位の考え方

　切迫した自殺の危機にある人を支援する際には，「まずはどこから介入するべきか」，「さしあたってどこを支援すればよいのか」という優先順位を検討する必要がある．というのも，そこが救急医療の現場であれ，あるいは精神科医療の現場であれ，援助者に与えられた時間と人的資源は限られているからである．自殺の対人関係理論によれば，自殺は自殺願望と自殺潜在能力との双方が揃うことで生じる現象であるから，どちらかを減じれば少なくとも近い将来における自殺を防ぐことはできるはずである．

　そういった際には，自殺潜在能力よりも，所属感の減弱や負担感の知覚から構成される自殺願望に注目するとよい．確かに自殺潜在能力は致死な行動を生じやすくする要因ではあるが，この能力は長年の生活習慣によって蓄積されたものであって，安定的かつ静的な性質を持っている．もちろん，長期的には，たとえば習慣性自傷行為や食行動異常などといった「故意に自分の健康を害する」行為もまた治療対象とする必要があるが，こうした行動に介入してもただちには自殺潜在能力の低減にはつながらない．それどころか，こうした行動が短期的には感情的苦痛を軽減し，自殺願望から意識を遠ざけるのに役立っている可能性もある．したがって，その行動をただちに手放す

ことが切迫した自殺の危機を回避するのに効果的とも限らない.

　ただし，誤解を避けるために強調しておくが，上述したことは，自殺潜在能力が高度な患者は介入効果が得られにくいということを意味するものではない.むしろ一般には，自殺潜在能力が高度な人のほうが，自殺願望を低減させるための介入は容易である.なぜなら，そのような患者はその自殺潜在能力の高さによって，いわば「上げ底」をされており，比較的軽度の自殺願望でも自殺の危機が生じるからである.したがって短期間の介入によって自殺願望は低下し，少なくとも一時的には自殺の危機を回避できる可能性がある.したがって介入が困難なのは，自殺潜在能力はさほど高度ではないものの，所属感の減弱や負担感の知覚が深刻で，非常に強固な自殺願望を抱いている患者であることのほうが多い.

3　自殺願望に対する介入の基本的な考え方

　自殺願望を低減するには，所属感の減弱と負担感の知覚を軽減する治療・援助が必要である.所属感の減弱に対しては，否定的な認知を生み出している気分障害の治療や，本人に対する同情的な態度を高めるために家族に対する心理教育，さらには医療者の否定的態度の改善などの戦略が考えられる.また，負担感の知覚に対しては，妄想的思考に対する治療，経済的問題を解決するためのソーシャルワーク，家族に対する心理的支援，さらには，担当医や治療チームが孤軍奮闘することがないようにするためのスーパーヴィジョン（自殺リスクの高い患者のなかには，自分が援助者の負担となっているのではないかと要らぬ配慮をして，自分から治療を中断する者がいる）などが有効かもしれない.

　しかし，こうした支援はいずれも，精神科外来や救急外来での診療時間中に解決できる問題ではない.もちろん，そうはいっても，今後の継続的なかかわりのなかで解決すべきであることはいうまでもないが，ひとまず限られた診療時間のなかですべきなのは，患者とのあいだで有意義な関係性を構築し，次回の予約をとりつけ，治療中断を防ぐことである.要するに，最も喫

緊の課題となるのは，所属感の減弱──「誰も自分を必要としていない」，「自分の居場所はどこにもない」という感覚──を呈する患者に対して，「少なくとも今あなたの目の前にいるこの援助者は，あなたに関心を持っていて，次も会いたいと考えている」と伝えることなのである．

この点について，Joiner らは非常に具体的なアドバイスをしている．たとえば，面接に際して患者のことを「あなた」という抽象的な 2 人称で呼ぶのではなく，患者の「名前」で呼び，面接のあいだ中，その名前（「～さん」など）を繰り返すことがポイントであるという．また，患者と話をする際には，「説得よりも相手の言葉を繰り返すことに時間を割くこと．説得はしばしば裏目に出て，かえって自殺に対する抵抗感を弱めてしまいやすい」とも指摘している．さらに，「患者の話を十分に聞いた後にその趣旨を要約し，『それなのに』という言葉で，生きたいと望む部分にアピールする言葉を投げてみる」，「相手の疑問や反論にも快く応じるオープンな態度を示し，できるだけ自己決定の原則を侵犯しない態度が重要である」などと述べている．

それから，家族や友人に心理教育を提供し，患者の支援に協力を求める際の注意点についても次のように指摘している．「自殺リスクの高い患者は，自分が周囲にとって負担になっていると感じていることが多く，社会的サポートを受けることに消極的である．援助者は，患者が持つ社会的サポートを総動員して支援体制を構築する必要があるが，その際，患者の家族や友人に援助者の責任をなすりつけないこと，あるいは，少なくともそのように見えないことはとても大切である」．

❹ 「所属感の減弱」に働きかけることの自殺予防効果

Joiner らは著書のなかで，「社会的に孤立している人に対して，他者とのつながりの水準を高めることは自殺予防に有効である」と繰り返し述べている．もしもその支援が 24 時間体制であり，しかも，援助者側が積極的にアプローチするものであれば，自殺予防効果は非常に高いものとなる．たとえば De Leo ら（2002）は，自殺リスクの高い高齢者に 24 時間支援を求める

ための携帯用アラーム機器を持たせ，援助者側から週2回，困ったことはないかという確認電話を入れた場合，自殺率は従来のおよそ7割減少させることができたと報告している．また，Kawanishiら（2014）は，救急医療機関を退院した自殺未遂患者に対してケースマネージメントと濃厚かつ高頻度の心理面接を行うことで，退院半年以内の再企図を有意に減少できたことを報告している．

　さらに，その患者に「自分が社会や周囲の人の役に立っている」という感覚を抱かせることができれば，所属感の減弱はさらに低減するであろう．たとえばLangerとRodin（1976）は，老人ホーム入居者を無作為に「鉢植えの世話に責任を持たせる」という介入を行った群と，職員が責任を持ってすべて世話をするとした群との2群に分けて経過を観察した結果，介入群は対照群に比べて有意に活動的で，高い幸福感を自覚し，自殺を含めたすべての死亡率も低かったと報告している．

　もちろん，以上の研究で行われた介入を通常の診療に盛り込むことは，人的にも医療経済的にも容易なことではない．しかし，たとえ支援方法が非常にささいなものであったしても，実施する意義はある．実証的研究（Motto & Bostrom, 2001; Carter et al, 2005）は，自殺企図により精神科病棟や救急病棟に入院した患者に対して，ごく簡単な内容の手紙を毎月〜隔月1回出すだけでも，退院後の再企図や自殺が有意に減少することを明らかにしている．

 おわりに

　本章では，Joinerらの自殺の対人関係理論に沿って，自殺リスクの高い患者の評価や治療・援助の基本的な考え方を確認した．

　自殺の対人関係理論の主張は大きく次の2つに要約できる．一つは，精神医学的問題の影響を無視することはできないものの，本質的に自殺は，その人をとりまく人たちや所属する集団との関係で起こるということである．

もう一つは，自殺願望を抱く者にとっても自殺は恐ろしく，難しい行為であるということである．

　後者のことを支持する興味深い調査結果がある．その調査は，自殺のホットスポットとして名高いサンフラシスコのゴールデンゲートブリッジから飛び降りようとしているところを警察官に発見され，強制的に橋から退去させられた者の調査である．その調査によれば，警察官から強制的退去された者のうち，約9割の者は数年後にも生存していたという（Seiden, 1978）．このことは，自殺を考えている人は，生と死とのあいだでたえず気持ちが揺れ動いていて，それゆえに，ささいなことでも自殺を思いとどませる理由となりうることを示している．

　以上をふまえると，われわれ医療関係者が自殺リスクの高い患者との治療関係を維持しようとするのは，それ自体，有意義な自殺予防活動といえるであろう．もちろん，その一方で，われわれは自殺予防に関して万能ではないことを承知しておく必要はあるが，少なくともわれわれは自殺リスクの高い患者については，治療困難性を理由に忌避すべきではない．

【文献】

- Arsenault-Lapierre, G., Kim, C., Turecki, G.（2004）Psychiatric diagnoses in 3275 suicides: a meta-analysis. B.M.C. Psychiatry, 4: 37.
- Blaustein, M., Fleming, A.（2009）Suicide from the Golden Gate Bridge. Am. J. Psychiatry, 166: 1111-1116.
- Carter, G.L., Clover, K., Whyte, IM. et al.（2005）Postcards from the EDge project: randomised controlled trial of an intervention using postcards to reduce repetition of hospital treated deliberate self-poisoning. B.M.J., 8; 331（7520）: 805.
- Cavanagh, J.T.O., Carson, A.J., Sharpe, M., et al.（2003）Psychological autopsy studies of suicide: a systematic review. Psychol. Med., 33: 395-405.
- De Leo, D., Dello Buono, M., Dwyer, J., et al.（2002）Suicide among the elderly: the long-term impact of a telephone support and assessment intervention in northern Italy. Br. J. Psychiatry, 181: 226-229.
- Harris, E.C., Barraclough, B.（1997）Suicide as an outcome for mental disorders. A meta-analysis. Br. J. Psychiatry, 170: 205-228.
- Hirokawa, S., Matsumoto, T., Katsumata, Y., et al.（2012）Psychosocial and psychiatric characteristics of suicide completers with psychiatric treatment before

death: A psychological autopsy study of 76 cases. Psychiat. Clin. Neurosci., 66: 292-302.

- Joiner, T.E., Van Orden, K.A., Witte, T.K., et al. (2009) The Interpersonal Theory of Suicide: Guidance for Working with Suicidal Clients. Washington, D.C: American Psychological Association (邦訳: 北村俊則監訳「自殺の対人関係理論 予防・治療の実践マニュアル」, 日本評論社, 東京, 2011).
- Kawanishi, C., Aruga, T., Ishizuka, N., et al. (2014) Assertive case management versus enhanced usual care for people with mental health problems who had attempted suicide and were admitted to hospital emergency departments in Japan (ACTION-J): a multicentre, randomised controlled trial. Lancet Psychiatry, 1: 193-201.
- Langer, E.J., Rodin, J. (1976) The effects of choice and enhanced personal responsibility for the aged: a field experiment in an institutional setting. J. Pers. Soc. Psychol., 34: 191-198.
- Lönnqvist, J.K., Henriksson, M.M., Isometsä, E.T., et al. (1995) Mental disorders and suicide prevention. Psychiatry. Clin. Neurosci., 49: Suppl 1: S111-116.
- Motto JA, Bostrom AG (2001) A randomized controlled trial of postcrisis suicide prevention. Psychiatr Serv., 52: 828-833.
- 内閣府自殺対策推進室 (2008) 自殺対策に関する意識調査報告書. 内閣府, 東京 ..
- Orbach, I., Stein, D., Palgi, Y., et al. (1996) Perception of physical pain in accident and suicide attempt patients: self-preservation vs self-destruction. J. Psychiatr. Res., 30: 307-320.
- Seiden, R.H. (1978) Where are they now？ A follow-up study of suicide attempters from the Golden Gate Bridge. Suicide. Life. Threat. Behav., 8: 203-216.
- Shneidman, E.S. (1985) Definition of suicide. Wiley, New York.
- Popovic, D., Benabarre, A., Crespo, J.M., et al. (2014) Risk factors for suicide in schizophrenia: systematic review and clinical recommendations. Acta. Psychiatr. Scand., 130: 418-426.
- Van Orden, K.A., Witte, T.K., Cukrowicz, K.C., et al. (2010) The interpersonal theory of suicide. Psychol. Rev., 117: 575-600.
- Zisook, S., Byrd, D., Kuck, J., et al. (1995) Command hallucinations in outpatients with schizophrenia. J. Clin. Psychiatry., 56: 462-465.

第2章
隠された自殺念慮に気づくには
自殺念慮のアセスメントと CASE アプローチ

I はじめに

かねてより海外の実証的研究（Arsenauly-Lapierre et al, 2004: Cavanagh et al, 2003）では，自殺の危険因子と呼ばれるものが多数同定されてきた．それらは，うつ病やアルコール乱用・依存などの精神障害の存在はもとより，自殺企図歴，家族内葛藤，経済的困難，身体疾患の存在，自殺した親族の存在，社会的孤立など，その変数が指示する領域には実に広範である．

こうした危険因子に関する知見は，実際の臨床場面において自殺のリスクアセスメントにも活用されている．なかでも有名なのは，「SAD PERSONS scale」（Patterson et al, 1983）（表 2-1）である．これは，様々な疫学的研

表 2-1　The SAD PERSONS scale

(Patterson et al., 1983)

・Sex: 性別，男性であること
・Age: 高齢者，もしくは思春期年代であること
・Depression: うつ病の存在
・Previous attempt: 自殺企図の既往
・Ethanol: アルコール乱用の存在
・Rational thinking loss: 合理的な思考の障害（精神病症状や極度の心理的視野狭窄）
・Social support deficit: 社会的支援の欠如
・Organized plan: 具体的な自殺の計画
・No spouse: 配偶者がいない
・Sickness: 身体疾患に罹患していること

究で同定された自殺の危険因子に基づいた 10 項目からなるリスクアセスメント・ツールであり，7 項目以上に該当する場合には，非常に自殺リスクが高く，精神科入院の絶対的適応とされている．

しかし実際の臨床場面では，こうした自殺のリスクアセスメント・ツールが必ずしも有用とは限らない．最近の系統的レビュー（Warden et al, 2014）は，SAD PERSONS scale が持つ，将来における自殺行動の予測能力に関して否定的な結論を出している．筆者の正直な思いをいえば，これはまさに「さもありなん」という気がする．確かに，実際の臨床場面では，いわゆる自殺の危険因子と呼ばれるものがほとんど見当たらない患者が唐突に自殺する一方で，多数の自殺の危険因子を持つ患者が，さしあたって自殺とは縁のない生活をしている，といったことは決してまれなことではない．結局のところ自殺の危険因子とは，集団における確率を論じたものであって，目の前にいる個人の将来を占うためのものではない．

それでは，われわれは何に注目して近い将来における自殺を予測したらよいのだろうか？　これに対して，自殺のリスクアセスメント技法「CASE approach」で知られる精神科医 Shea（2002）はこう述べている．「それは自殺の考えであり，計画である」と．確かにそのとおりである．行動に至るまで時間的猶予は様々だが，自殺の考えなくして自殺行動は生じない（自殺を意図しない自殺行動は，自殺ではなく事故と呼ぶべきである）．そこで本章では，自殺念慮のアセスメントに際して注意点を，Shea の主張や技法を紹介しながら整理したい．

Ⅱ 自殺予防における自殺念慮が持つ臨床的意義

1 危険因子としての自殺念慮

Kessler らの大規模疫学調査（Kessler et al, 1999）は，自殺念慮を抱いた者の34%は具体的な自殺の計画を立てており，自殺の計画を立てた者の72%は実際に自殺企図におよんでいたことを明らかにしている．つまり，

自殺念慮を抱いたことのある者の26%が実際に自殺企図におよんだ経験があったことになる．このことは，自殺念慮の存在が近い将来の自殺を予測する重要な危険因子であることを示している．

また，同じ研究（Kessler et al, 1999）によれば，衝動的に自殺企図におよんだ者の90%，あるいは，計画的な自殺企図におよんだ者の69%が，自殺念慮を抱いてから1年以内にこれらの行為におよんでいたという．このことは，自殺念慮のアセスメントにあたっては，その強度と持続性，ならびに計画性・準備性といった観点からのアセスメントが必要であることも示している．

もっとも，自殺念慮が自殺を予測する強力な危険因子なのは事実だとしても，実際の臨床場面では，しばしばそのことと矛盾して見える事態に遭遇する．たとえば，診察のたびに執拗に自殺念慮を訴えながら，結局自殺におよぶこともないまま，何年間も外来通院を継続している患者がいる．その一方で，自殺念慮をひと言も漏らさないまま，青天の霹靂のように自殺既遂に至る患者がいたりする現実がある．結果だけみると，前者は後者よりも自殺リスクが低いように感じられるかもしれない．

おそらくこうした現象の説明は次のようになるだろう．前者の患者の場合には，訴えることで援助者が患者の自殺念慮に気づき，注意してかかわり続けた結果，それこそ「首の皮一枚」で死なずにすんでおり，決して自殺リスクが低いわけではない．一方，後者の場合は，決して自殺念慮がなかったわけではなく，語らなかったために，援助者がそれに気づくことができなかったのである．その意味では，自殺念慮の重要性は変わらない．より正確にいえば，自殺リスクのアセスメントにおいては，語られない自殺念慮を見出すことが重要であるといえるであろう．

② 自殺念慮について質問することの意義

語られない自殺念慮をアセスメントする方法は一つしかない．それは直接本人に尋ねることである．しかし，多くの援助者にとって自殺念慮は聞きた

くない話の一つであり，無意識のうちに触れることを避けやすい話題でもある．

　自殺念慮について質問することの重要性を物語るエピソードとしては，筆者自身，苦い経験をしている．もう十数年前の話だが，自殺したある男性患者を最後に診察したとき，筆者は何となく「いつもと感じが違う」といった印象を受けたのだった．うまくいえないが，どこかいつもと違うと直感し，一瞬だけではあるが，「もしかして？」と，自殺の可能性が脳裏をよぎった．しかし，その日の話の流れでは自殺を話題にするのはあまりに唐突な感じであり，結局，それには触れずに診察を終えた．彼が自殺で死亡したのは，その2日後のことであった．「もしもあのとき自殺について質問をしていれば……」という後悔は，現在まで続いている．

　援助者のなかには，自殺念慮に関する質問をすることで，「かえって患者の『背中を押す』ことになるのではないか」という恐れを抱く者もいるかもしれない．しかし，聞いたからといって患者が自殺しやすくなることを明らかにした研究はいまのところ一つもなく，多くの自殺予防の専門家が質問しなければならないと強調していることは，この機会に強調しておきたい．ちなみにChilesとStrosahl（2005）は，「（自殺について質問されることで）むしろ患者は安心することが多い．質問されることによって，これまで必死に秘密にしてきたことや個人的な恥や屈辱の体験に終止符が打たれる」と指摘している．

3　自殺念慮のパラドックス

　自殺を考える者は両価的であり，その考えはたえず「助かりたい」と「助かりたくない」とのあいだを揺れている．たとえば，フィンランドの心理学的剖検研究（Lönnqvist et al, 1995）でも，自殺既遂者の半数以上が自殺直前にプライマリケア医を受診しているという事実が明らかにされている．

　また，われわれが行った，救命救急センターに入院となった過量服薬患者の調査でも，行為直前に過量服薬の予告をした患者は，自殺以外の目的

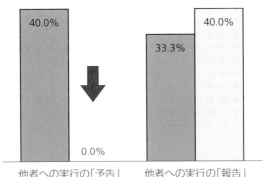

図 2-1 自殺意図の有無による過量服薬前後の
「予告」と「報告」の頻度に関する比較
(松本ら．精神医学．2013; 55.)

(「つらい気持ちを忘れたい」など）で過量服薬した患者よりも，自殺の意図から過量服薬した患者のほうがはるかに多いことが明らかにされている（図2-1）(松本ら，2013)．これらの結果はいずれも，自殺を考える人が死というかたちで現世から消えたいと願う一方で，現世にとどまる理由を求めようとしている可能性を示している（一方，自殺以外の目的から過量服薬をした患者の場合，そもそも「助けを求めても無駄」という認識のもと，感情的苦痛を誰にも頼らずに緩和する意図から過量服薬しているため，他者に，過量服薬を知らせる必要を感じていないと考えられる）．

　むしろこう考えたほうがよい．自殺を考える人は「死にたい」のではなく，「自分が抱えている困難な問題を解決したい」のだと．しかし，現状ではなかなか建設的な解決策が見つからず，「死ぬしかない」と考えるわけだが，それでも「他に解決策があるのではないか」と迷い，解決策の提示を期待して援助機関・相談機関を訪れたり，自殺の予告をしてしまったりするのである．

　あるいは，こういいかえてもよい．「死にたい」とだれかに告げることは，「死にたいくらいつらい」ということであり，「もしもこのつらさを少し

でもやわらげることができるならば，本当は生きたい」という意味なのである，と．その意味でも，われわれ援助者がすべきことは，自殺の考えを受け止めたうえで，その背景にある困難な問題をどう解決するのかを考えることであって，自殺の是非をめぐって患者と論争することではないのである．このことは，肝に銘じておく必要がある．

Ⅲ 自殺念慮のアセスメントに際しての困難と注意点

1 深刻な自殺念慮ほど隠される傾向がある

　自殺念慮が深刻なものであればあるほど，そのアセスメントは困難をきわめる．フィンランドにおける心理学的剖検研究（Lönnqvist et al, 1995）では，自殺既遂者の多くが，そうした行為の直前の時期には援助者に自殺の意図を伝えていないことが明らかにされており，周囲に自殺の考えを漏らすのは，それよりももう少し手前の時期，たとえば数週ないしは数カ月前のことが多い．

　これには，自殺を強く決意した患者の心性として，「精神科医や援助者を敵とみなす傾向」が生じることが影響している（Chiles & Strosahl, 2005）．確かに，心理的視野狭窄に陥り，「耐えがたく，逃れられない苦痛から解放されるには自殺しかない」と確信した患者にとって，自殺を止めようとする援助者は，「苦痛を長引かせ，楽にさせてくれない人」となってしまう．だとすれば，切迫した自殺リスクに瀕した患者が援助者に対して自殺念慮や自殺の計画を隠すのは，当然かもしれない．

　また，このため自殺の決断をした患者のなかには，自身の致死的意図を周囲に勘づかれないように，平生と変わらない態度を装ったり，ことさらに元気そうに振る舞ったりする者もいることに注意しなければならない．皮肉なことに，自殺を決意した者のなかには，「この耐えがたい苦痛もあと少しで終わりだ」という意識から精神的に余裕が生じ，不思議と穏やかさや落ち着きを示す者もいる．

② 自殺念慮のアセスメントを困難にさせる要因

　自殺念慮のアセスメントを困難にしている要因としては,「精神科医や援助者を敵と見なす傾向」の他に様々なものが存在する. Shea（2002）によれば, そうした要因は大きく患者側の要因と援助者側の要因に分けることができるという.

　まず患者側の要因としては, 以下の7点が挙げられる.

- 自殺したいと思うのは弱さの証拠であり, 恥ずべきことと思っている.
- 自殺が道徳に反する行為, あるいは罪深い行為であると思っている.
- 自殺について話すこと自体, タブーであると思っている.
- 面接者から頭がおかしくなったと思われるのではないかと恐れている.
- 自殺念慮を知られたら,「入院させられる」のではないかと怖れている.
- 真剣に死を望んでいて, そのことを誰にも知られたくないと思っている.
- 誰も自分を救えないと思っている.

　Shea によれば, 援助者自身が抱えている偏見と不安もまた自殺のアセスメントに影響をおよぼすという. 患者は,「この援助者は自殺を否定し, 非難するにちがいない」と感じたときには, 援助者からの軽蔑や非難を恐れて, 自殺念慮を正直に告白しなくなる. その意味でも, 援助者は, 自殺を「不道徳な行動」と決めつけるのではなく, 自殺が持つ「問題解決策の一つ」,「耐えがたい苦痛から解放される方法の一つ」という側面を理解していなければならない.

　なお, 自身が抱えている偏見と不安に気づくためには, 援助者もまた次の点についてたえず自問自答する必要がある.

- 自殺が弱さの証拠であり, 恥だと思っていないだろうか？
- 自殺が道徳に反し, 罪であると思っていないだろうか？
- 自殺というテーマをタブー視しているだろうか？
- 自殺が本質的に非論理的であり, そもそも自殺を考える人はかなり頭

がおかしいと思っているだろうか？

- 自殺念慮の訴えに対して過剰反応しがちであろうか？　そうした患者を性急に「入院」させようとすることはないだろうか？

3 自殺念慮のアセスメントに際しての注意点

その他にも Shea は，患者の自殺念慮をアセスメントする際の注意点を列挙している．

- 自分のストレス軽減のために誘導尋問的な質問をしない．たとえば，「死にたい気持ちは，少しはおさまりましたか？」，「まさかもう自殺なんて馬鹿なことは考えていないですよね？」などと，自身の希望的観測を押しつけてはならない．
- 自殺のリスクアセスメントにあたっては，「自殺」といったストレートかつ具体的な表現を用いる．そのような援助者の率直さは，「私には自殺について話してもいいんですよ」という援助者の意図を伝えるメタメッセージとなる．
- 自殺の危険因子を数多く持つ患者が，「自殺なんか考えたこともない」と素っ気なく，あるいは怒ったように否定する場合，何かを隠している可能性がある．
- 自殺に関する質問に一瞬であっても躊躇する様子を見せたなら，たとえ最終的に自殺を否定したとしても，患者は自殺を考えたことがあるものとして認識する．また，患者の最初の「いいえ」を鵜呑みにしない．さらに，「いいえ，別に」という回答は，自殺念慮があることを示す回答と捉えたほうがよいであろう．
- 患者は，「援助者は本気の自殺行動を考えている患者にしか関心がなく，自殺念慮の話には関心がない」と思い込んでいることがある．そこで，「ほんの一瞬，脳裏をかすめただけというのでもけっこうですから話してください」などと，患者が自殺念慮を話しやすくなるような問いかけが必要である．

Ⅳ 語りづらい話題を正直に語らせる技法

　自殺を考える患者は，その原因が何であれ，恥の感覚や罪の意識を抱いていることが少なくなく，それゆえ，自殺念慮は基本的には語りづらい話題である．その意味では，薬物依存症患者が違法薬物の使用を告白したり，ドメスティック・バイオレンスの加害者が自身の暴力行為を告白したり，性犯罪者が異常な性的ファンタジーを用いたマスターベーションの回数を申告するのと変わらない．そして，正直な告白・申告がなければ，薬物依存症，あるいは習慣的な暴力や性的加害行為の治療ができないのと同様，自殺に傾いた人の命を救うこともできない．

　Shea（2002）は，このような本質的に語りづらい話題を語らせ，支援に有効な情報を聴取する際には，以下の技法を用いることを推奨している．

1 行動イベントの同定

　たとえば，自殺未遂者の支援をする際に，今回の未遂に終わった行動に関する情報収集に際して，患者本人の主観的で漠然とした申告で満足してはならない．「具体的にどのような行動を，どのような順序で，何回くらい行ったのか」といったように自殺行動を構成する様々な行動や出来事の経時的プロセスや，頻度・量（例：手首を切った回数や服用した薬剤の量など），できるだけ客観的な情報を集めるようにする．

　こうした情報収集により，援助者はその自殺行動をまさに「言葉によって追体験」することが可能となり，患者の自殺意図の強さをアセスメントすることができる．

2 恥の希釈化

　患者が恥や罪悪感から話すのを嫌がるようなこと（例：薬物使用，暴力）について，患者のそうした行動を無条件で肯定するかのような態度（本当に肯定するわけではない）で質問する技法である．たとえば，ドメスティッ

26　もしも「死にたい」と言われたら　　　　JCOPY 498-12974

ク・バイオレンスの加害者に対して，「何回，奥さんを殴りましたか？」と質問するのではなく，「奥さんはかなり口うるさい方みたいなので，あなたをイラッとさせたり，カッとさせたりすることがあるのではないでしょうか？」と質問したほうが，正確な回答が得られやすい．

3 優しい・穏やかな想定

たとえば，性的加害行動を繰り返す患者にマスターベーションの回数を質問する際に，「仮にマスターベーションをするとすれば，週に何回くらいするように感じますか？」などと，仮定法を用いた婉曲な表現を用いて，患者が答えやすくする技法である．

4 症状の増幅

わざと多めの回数や量を提示し，患者の過少申告を防ぐ技法である．たとえば，「あなたはずいぶんと飲酒されると聞きましたが，やはり毎日ウヰスキーボトル2本くらいは飲まれるのでしょうか？」と質問する方法である．そうすれば，「ボトル2本なんて飲まないですよ．せいぜい1本ですよ」という比較的正直な回答が得られる可能性が高い．少なくとも最初に「グラスで何杯くらい飲みますか？」と質問するよりも正確な飲酒量が把握できる．

5 具体的な事柄の否定

たとえば，「今回やった過量服薬の他にどんな方法で自殺を試みたことがありますか？」と質問すると，実際はいろいろと試みた経験があるにもかかわらず，「ないです」などと乱暴に否定されたりする結果に終わりやすい．過去に用いたことのある自殺手段を明らかにすることは，将来において致死的手段を用いる可能性をアセスメントするうえでも重要だが，このような回答では正確なアセスメントは困難となる．

そこで，「刃物で切ったり，刺したりしたことは？　首吊りは？　高いところから飛び降りを考えたことは？」といったように，一つ一つ具体的な例

をあげて聴取し，一つ一つ否定させていくほうが，患者が偽りの否定やごまかしをしにくく，また，援助者側の聞き漏らしも防止できる．

6 正常化

この技法は，同じ症状や感情を経験している人は他にもいることを知らせて患者を安心させ，正直に答えやすくする方法である．たとえば，「これほど困難な状況にあれば，ふつうの人であれば死にたいと思ってもまったく不思議はないと思いますが，あなたの場合はいかがでしょうか？」といった質問をする．

自殺イベントの時系列アセスメント

Shea は，切迫した自殺の危機を予測する要因を 3 つあげ，これを「致死性の三和音」と名づけている．その 3 要因とは，第 1 に，「患者が深刻な自殺未遂直後に受診している」ことであり，第 2 に，「患者には精神病（＝病的な心理的視野狭窄）を示す危険信号が顕著であり，致死的な行動を暗示する兆候がある」ことであり，最後に，「患者が面接中に自殺の計画または自殺企図を語っている」ことである．

最初の要因である，「患者が深刻な自殺未遂直後に受診」という要件を満たす臨床現場として最も考えられるのは，救命救急センターであろう．患者が致死性の高い手段で自殺行動におよび，幸いにして一命をとりとめ，ひとまずの身体損傷に対する医学的治療を終えた．その段階で，精神科医が呼ばれ，その患者の評価を求められる．その評価に基づいて，救命救急スタッフは，その患者を退院させるか，そのまま精神科病棟に転棟（もしくは精神科病院に転院）させるかを決めなければならない．

第 2 の要因，すなわち，「患者には精神病（＝病的な心理的視野狭窄）を示す危険信号が顕著であり，致死的な行動を暗示する兆候がある」を評価することは，精神科医であれば，それほど難しいことではないだろう．問題は

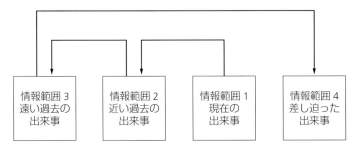

図 2-2　CASE (Chronological Assessment of Suicide Events) approach
(Shea SC. Wiley: Hoboken; 2002 より転載)

最後の要因，すなわち，「近い将来における自殺の計画」である．

自殺の計画に関する情報を正しく収集するにはどうしたらよいであろうか？　たとえば，患者に対して，「あなたは退院後に自殺を計画していますか？」とストレートに質問したらどうであろうか？　患者は正直に回答するであろうか？　おそらく再企図のリスクが高い患者ほど，一刻も早く死ぬために早期の退院を願い，偽りの申告をするはずである．おそらく，「いいえ，もう自殺なんて全然考えてないです．今回の行動，馬鹿なことをしたって後悔しています」といった返答をするのではなかろうか．

このような状況での自殺のリスクアセスメントを想定して Shea が開発したのが，CASE（Chronological Assessment of Suicide Event: 自殺イベントの時系列アセスメント）アプローチと呼ばれる技法なのである．この技法では，自殺未遂患者の自殺に関連する事象を，過去から近い未来までの 4 つの情報領域に分割して考え（図 2-2），以下に詳述するように，情報領域 1 から順番に情報を収集していく手続きをとる．

1　情報領域 1

今回の自殺未遂に至るまでの約 2 週間程度の期間におけるエピソードについて，上述した「行動イベントの同定」の技法を用いて情報収集する．その際，着目すべき点を以下に列挙する．

- 今回の自殺の手段・方法は？
- その手段・方法の客観的な致死性の程度は？
- その手段・方法について，患者はどの程度の致死性の予測をしていたか？
- 周囲の者に対する予告・報告の有無，あるいは実行の場所や状況，時間は？（人に気づかれる可能性を周到に回避していたかどうかを確認）
- 今回の自殺行動が失敗に終わり，「いま生きている」という事実について，現在，患者はどのように感じているか？
- 今回の行動は衝動的か，計画的か？
- アルコールや薬物による酩酊の影響はあるのか？
- 対人関係への影響を期待していたか？（特定の他者に対する復讐，あるいは，保険金による借金の補填，犯罪行為の隠蔽など，目的が明確な場合には，持続的で強い自殺意図が認められることが多く，再企図のリスクが高い）
- どのような外的なストレッサーが関与したか？
- 今回の自殺行動に追い込まれるにあたっての患者の絶望感はどの程度か？
- なぜ今回の自殺企図は失敗したのか，偶然の失敗なのか，自分でやめたのか，発見されたときの状況はどうか？　助けを求めた形跡はあるのか？

② 情報領域2

　情報領域1の情報収集を終えたら，次は最近の2週間よりも以前の2カ月間について，患者の自殺念慮の「消長」や「動揺」をアセスメントする．そのなかで，「つらい」という心理的苦痛が「死にたい」という自殺念慮に変化してプロセス，あるいは，自殺を計画しながらも，思い直したり，実行を延期したりというプロセスが明らかになるであろう．

このような情報収集を進めるなかで，患者を自殺へと傾かせる「危険因子」が何であり，逆に自殺を思いとどまらせる「保護的因子」が何であるのかまで見えてくる場合もありうる．そのような情報は，退院後の地域における患者の支援プランの立案に資するものとなろう．

いずれにしても，この情報領域での作業において必ずアセスメントしなければならないのは，以下の点である．

- 患者は，どこまで具体的にその計画を立てたのか？
- 患者は，計画したうちのどの程度まで実行に移すことができたのか？
- 患者は，その計画にどれくらいの時間を費やしたのか？

これらの情報は，患者の自殺意図の強さを推し量るのに有用な情報であり，意図の強さはそのまま再企図までの時間の短さに関係する．

3 情報領域 3

次に，今回の自殺行動の 2 カ月前よりもさらに遠い過去までさかのぼって，自殺に関連する事象について情報収集を行う．その際，この情報領域に時間をかけすぎないように要領よく情報を収集することを心がける（というのも，すでに情報領域 1 と情報領域 2 でかなりの時間を要しているはずだからである）．

ここでは，患者の安全確保の方策を決めるのに，直接的もしくは潜在的に影響を与えうる情報だけを集める．以下の点に着目することが重要である．

- 過去の自殺企図のうちで最も深刻なものは何であったか？（そのときに患者が抱えていたストレスと，現在抱えているストレスとは，どちらが深刻か？　そのときの方法と現在の方法とではどうか？　なお，今回の自殺企図の方法が過量服薬などの比較的致死性の低いものがあっても，過去に縊首など致死性の高い方法を用いた経験のある者では，将来における自殺既遂による死亡リスクが高くなる [Ando et al, 2013]）
- これまでに自傷行為や自殺企図は何回したことがあるか？（数が多い場合には，自殺以外の意図による行動の可能性があるが，一方がその

手段・方法がエスカレートしている場合には，危険は切迫していることもある）

- 今回を除き，最も直近に行った自殺企図の重症度はどの程度であったのか？

4 情報領域4

　ここまで現在から遠い過去へと向けて時間軸を遡行して情報を集めてきたが，最後に援助者が最も知りたい，「切迫した近い未来における自殺の計画」に関する情報を聴取することとなる．すでにここまでの情報収集を，「自殺の是非」を議論したり，裁いたりするような態度で行っていなければ，患者とのあいだには一定の関係性ができているはずである．また，何が患者を自殺へ赴かせる問題であり，その問題が容易に解決できるものなのか，あるいは解決困難なものなのかは見えている可能性が高い．したがって，あえて質問しなくとも自殺意図の有無は判明している場合が少なくないであろう．

　とはいえ，それでも，いきなり「退院後に自殺をするつもりか」と尋ねれば，せっかく積み上げた関係性は一気に興ざめな雰囲気となり，表面的な否定の言葉がかえってくるだけとなってしまうこともある．そこで，あえて焦点をずらし，自殺を考えるのは当然という前提のもと，「死にたくなったときの対処方法」について質問するのである．たとえば，「もしも明日になって（あるいは，退院した後），再び自殺を考えはじめたとしたら，あなたはどうしますか？」といった問いかけである．その答えから，患者がどのくらい真剣に自分を安全に保とうとしているのかが理解できるはずである．さらには，この質問を契機として，自殺念慮が高まったときのための計画や対策を話し合うことも可能であろう．

　ここで，「安全契約」（自殺しない約束）をするという方法もある．ただし，安全契約が自殺予防に有効であるというエビデンスはなく，仮に患者が約束に応じたとしても，それは自殺リスクがなくなった，あるいは，低減したことを意味しない．同意はあくまでも，「死にたくなったときには連絡を

する」といった「治療同盟の確認」程度の意義しか持たない．しかしそれで
も，契約を締結する際の患者の表情や態度，口調などから，相手の自殺意図
をうかがい知ることはできる．その意味では，この契約は一種のアセスメン
ト技法として有用ではあろう．

なお，ある種のパーソナリティ障害患者などのなかには，安易な「安全契
約」の提案が思わぬ抵抗や興奮，あるいは不毛な議論の引き金となることが
あり，控えたほうがよい場合がある．実施にあたっては注意されたい．

Ⅵ 補足的な情報収集

ここまで述べてきた通り，切迫した自殺の危険を評価するには，何よりも
自殺念慮と自殺の計画を評価することが必要であるが，判断を補足する意味
で収集しておくとよい情報もある．それは，自殺念慮のきっかけとなったか
もしれない否定的イベントが「ストレッサーとしてどのくらいの強度を持っ
ているか」，そして，患者が抱く「死後の世界への魅力」と「自殺を倫理的に
正当化する論理」に関する評価である．

1 ストレッサーの評価

Shea は，否定的イベントがどの程度のストレッサーとして患者に証言を与
えているのかを知るためには，以下のような質問が参考になるとしている．

- この喪失があなたにどんな影響を与えることになると思いますか？
- この喪失は，何か特別なもので埋め合わせることができると思います
  か？
- 痛みの度合いを 1 〜 10 で測定するとして，1 は痛みゼロ，10 は耐
  えがたい痛みであるならば，あなたの痛みの数値はどのくらいでしょ
  うか？
- この痛みを緩和するか，消滅させる方法が何か見つかると思います
  か？

§2 隠された自殺念慮に気づくには | 33

2 死後の世界の魅力に関する評価

　この問題を評価する際に参考となる質問として，Shea は以下をあげている．質問項目の多くは，大切な人をうしない，その悲しみから後追い自殺が危惧される事例を念頭に置いたものとなっている．

　残念ながら，実質的に国民の多くが無宗教であるわが国には，あまり実感を持って感じられない質問が多いが，人に自殺を決断させる要素の一つとして「死後の世界」に対する態度があることは，一応，意識しておく必要があろう．

- あなたは死後の世界を信じていますか？
- あなたは「愛する故人」と天国で再会できると信じていますか？
- あなたは「愛する故人」と再会している自分を想像できますか？
- 再会の様子を私に話していただけますか？
- 「愛する故人」との再会についてどのくらいの時間，思いをはせますか？
- あなたは神が自殺に賛成してくれると思いますか？
- あなたが自殺を決行することを，神は許してくれると思いますか？

3 自殺を倫理的に正当化する態度に関する評価

　Shea は，患者が自殺を倫理的に正当化する考えを持っているのかどうかを評価するうえで，以下の質問をすることを提案している．その多くは，Joiner のいう「負担感の知覚」や，そこから派生する自己嫌悪感に関連する内容である．

- 私は自分を恥じている．自分の使命を果たせなかった．だから，人生を終えることで名誉を保ちたい．
- 私のように問題ばかりを起こす人間は，いないほうがみんなのためだ．
- 単に生きることにしがみつくよりも，人生の尊厳を維持することのほうが倫理的に重要である．

34　もしも「死にたい」と言われたら

- 私の病気のせいで家族が破産しそうだ．私にかかる治療費がなくなれば，家族は楽になる．
- 他の人に危害をおよぼしかねないので，それを避けるために自殺する．
- 神は私を生け贄として欲している．
- 私は生きるに値しない．

Ⅶ　おわりに

　自殺念慮と自殺の計画をアセスメントすることは容易ではない．何よりもその表出はしばしば矛盾に満ちていて，「表」よりも「裏」の本音を読み取る感性も求められる．たとえば，Ando ら（2013）の研究は，そのような自殺念慮が持つパラドキシカルな側面を明らかにしている．その研究は，過量服薬による自殺未遂患者を対象とした，救命救急センター退院 1 年以内の再企図を調べたものであるが，その調査から同定された再企図の予測因子の一つとは，なんと入院後の評価で「自殺念慮を否定したこと」であったのである．これは，医療者に対して自殺念慮を否定した者ほど再企図のリスクが高いことを意味し，一見するとこの結果は，従来いわれていた，「自殺念慮は自殺のサイン」という常識と矛盾するように見える．

　Ando らの結果は次のように説明できるとしている．対象となった自殺未遂患者はいずれも何らかの困難や苦痛があったから自殺におよんだはずであり，おそらくそうした困難や苦痛は救命救急センターで点滴や胃洗浄を受けたくらいで消失するものではない．当然，自殺念慮が持続していてしかるべきであろう．それなのに，一部の者はその気持ちを誰にも話さず，結果，退院後に再企図におよんだわけである．うがった見方をすれば，その患者は，「誰も私の気持ちはわからないし，私は誰にも心を開かない」とかたく決意しているのである．もしも誰かが，「本当はまだ死にたい気持ちは続いていますよね？」と声をかけたならば，あるいは再企図が防げたかもしれない．

隠された自殺念慮を引き出すことが自殺予防のアルファにしてオメガである．もちろん，患者の自殺念慮を引き出したとしても，その背景にある困難や苦痛を解決しなければ意味がない，というのはいうまでもない．もちろん，実際の臨床場面では，自殺念慮がわかっても，その背景にある苦痛や困難を知ることができない場合も少なくはない．しかし，それでもなお筆者は次のことを強調しておきたい．すなわち，治療関係のなかで患者の自殺念慮を「共有」できていること自体にも，患者の所属感の減少を軽減し，多少とも自殺予防に資する効果がある，と．

【文献】

- Ando, S., Matsumoto, T., Kanata, S., et al.（2013）One-year follow up after admission to an emergency department for drug overdose in Japan. Psychiat. Clin. Neurosci., 67: 441-450.
- Arsenault-Lapierre, G., Kim, C., Turecki, G.（2004）Psychiatric diagnoses in 3275 suicides: a meta-analysis. B.M.C. Psychiatry, 4: 37.
- Cavanagh, J.T.O., Carson, A.J., Sharpe, M., et al.（2003）Psychological autopsy studies of suicide: a systematic review. Psychol. Med., 33: 395-405.
- Chiles, J.A., Strosahl, K.D.（2005）Clinical manual for assessment and treatment of suicidal patients. American Psychiatric Publishing, Washington DC.（高橋祥友訳 J・A・チャイルズ，K・D・ストローザル著「自殺予防臨床マニュアル」，星和書店，東京，2008）
- Kessler, R.C., Roger, R., Adams, P.A.（1999）Prevalence of and risk factors for lifetime suicide attempts in National Comorbidity Survey. Arch. Gen. Psychiatry, 56: 617-626.
- Lönnqvist, J.K., Henriksson, M.M., Isometsä, E.T., et al.（1995）Mental disorders and suicide prevention. Psychiatry. Clin. Neurosci., 49: Suppl 1: S111-116.
- 松本俊彦，井出文子，銘苅美世（2013）過量服薬は自殺と自傷のいずれなのか：自殺意図の有無による過量服薬患者の比較．精神医学，55: 1073-1083.
- Patterson, W.M., Dohn, H.H., Bird, J., et al.（1983）Evaluation of suicidal patients: the SAD PERSONS scale. Psychosomatics, 24: 343-345.
- Shea, S.C.（2002）The Practical Art of Suicide Assessment: A Guide for Mental Health Professionals and Substance Abuse Counselors, Wiley, Hoboken.（松本俊彦監訳「自殺リスクの理解と対応—「死にたい」気持にどう向き合うか」，金剛出版，2012）．
- Warden, S., Spiwak, R., Sareen, J., Bolton, J.M.（2014）The SAD PERSONS Scale for Suicide Risk Assessment: A Systematic Review. Arch Suicide Res., 18: 313-326.

第3章
自殺企図の評価と対応

I はじめに

通院中の患者が自殺企図におよび，幸いにも未遂に終わった後の最初の外来診察は様々な点で重要な機会である．理由は2つある．一つは，言うまでもなく最近の自殺未遂のエピソードは近い将来における自殺既遂を予測する，最も強力な危険因子であり，自殺予防という観点から再企図の防止策を考える必要があるからである．そしてもう一つは，予期せぬ自殺企図は，患者には主治医としてこれまで見落としていた問題，あるいは，患者が診察の際に語れないでいた問題があったことを示唆し，改めて患者とその問題を共有し，治療を一段深める好機とすることができるからである．

もっとも診察にあたっては，主治医自身が自らの逆転移感情を十分に自覚しなければならない．患者の自殺企図は，主治医に怒りや失望感，あるいは，自分が責められているような感覚を抱かせる．そうした感覚に圧倒されたままでいると，ついに患者に対して，「とにかくそんな馬鹿なことをしちゃダメだ」と，表面化した問題行動の禁止に終始し，背景に抱えている困難や苦痛から目を背けてしまうかもしれない．あるいは，「あなたのような患者はとても手に負えないから別の病院に移ってもらいます」，「次に同じ行動をしたら主治医交代です」などと，患者の所属感の減弱をいっそう促進させる対応をしてしまう危険性もある．これでは，せっかくの治療を深める好機を逃すばかりか，再企図防止の方策をたてることもおぼつかない．

本章では，自殺企図後最初の精神科診察における評価と対応のポイントについて論じたい．

Ⅱ 自殺企図の評価

1 自傷と自殺の鑑別

自殺未遂後の最初の診察では，まずその行為が本当に自殺企図であったのかどうかを明らかにする必要がある．もちろん，自殺以外の意図から行われる自傷行為（非自殺性自傷）もまた長期的には自殺の危険因子であり，「非自殺性自傷だから自殺の心配はない」という誤解はむしろ危険である．

しかし，2つの理由からこうした鑑別をすることには臨床的意義がある．一つは，両者を鑑別する過程でなされる質問は，自殺リスクの精緻な評価という点でも有用だからである．それからもう一つは，非自殺的自傷に対する治療的な観点からのものである．苦痛への対処として行われることが多い非自殺性自傷に対して，自殺企図と同じかかわり方や限界設定をすると，患者は感情的苦痛を対処できなくなり，短期的には，むしろ自殺リスクが高まったり，治療中断を招いたり，あるいは，治療関係を一種の「綱引き」的な膠着したものにすることがある（とはいえ，習慣的な自傷を漫然と看過していれば，確実に自殺潜在能力は上昇する．非自殺性自傷への対応については，次章で詳述する）．

以下に，鑑別にあたっての着目点を列挙する．

1) 自傷と自殺の違い

自殺企図とは，自殺の意図をもって自らの身体に損傷を加える行為である．一方，リストカットなどの自傷は，「イライラをおさえるために切る」，「切って血を見るとホッとする」というように不快感情への対処として，あるいは，「自分のつらさを相手にわかってもらいたくて」といった意思伝達の目的から行われることが多い．今日，自傷研究の領域において自傷行為は，「明らかな自殺の意図なしに，非致死性の予測をもって，故意に軽度の

表 3-1　自殺と自傷の違い

(Walsh BW & Rosen PM. Guilford: New York 1988 より引用)

共通する特徴	自殺	自傷
刺激	耐えられない心の痛み	間歇的にエスカレートする心の痛み
ストレッサー	心理的な欲求充足の挫折	心理的な欲求充足の延期
目的	耐えがたい問題に対する唯一の解決策	短期間の改善を獲得する方法
目標	意識の終焉・喪失	意識の変化
感情	絶望感・無力感	疎外感
認知の状況	視野狭窄	崩壊・分裂
行動	脱出口	再統合

損傷を直接に身体表面に加える行為」(Walsh, 2005)と定義されている.

　なお，この自傷の定義には過量服薬は含まれていない点に注意する必要がある．その理由は，過量服薬は致死性の予測が困難であり，身体損傷のプロセスが身体内部で進行し，行為と効果発現とのあいだに時間的遅延があるために，患者がその非致死性をコントロールしにくいからである（Walsh, 2005）．実際，過量服薬の場合，明確な自殺の意図がなくとも事故によって致死的な結果となる可能性が皆無ではない.

　Walshと Rosen（1988）は，Shneidman（1985）の自殺に関するメタ心理学的知見をふまえ，自殺と自傷の相違点を整理している（表 3-1）. Shneidman によれば，自殺とは，耐えがたく，逃れられない精神的苦痛が果てしなく続く状況における唯一の脱出口としての機能を果たしている．いいかえれば，自殺者は，もはや自分の力ではどうにも状況を変えることができないという絶望感と無力感にとらわれ，心理的視野狭窄に陥るなかで，いっさいの意識活動を終焉させることで問題解決を図ろうとしている.

　一方，自傷とは，Walsh と Rosen（1988）によれば，間歇的な苦痛を一時的に緩和する試みであるという．すなわち，自傷者の苦痛は間歇的・断続的な性質のものであり，そのような不快な意識状態を短期間だけ変化させ，混

乱した意識状態の再統合を意図して，自らを傷つけるわけである．

2) 自傷と自殺の鑑別点

a. 意図：

　　自傷と自殺の区別は，まずもってその行為の意図によってなされる必要がある．実際，自らを傷つけた者が近い将来に自殺企図におよぶリスクは，その身体的損傷の重症度ではなく，その行為が自殺を意図して行われたかどうかに最も強く影響される．したがって，故意に自らの身体を傷つけた患者に遭遇した場合，その行為が，耐えがたく，逃れがたい困難からの脱出を意図するものであったのか，あるいは，間歇的・断続的な苦痛を一時的に緩和する意図から行われたのかを判断する必要がある．

b. 手段・方法：

　　仮に患者が自殺の意図を否定したとしても，手段・方法が致死性の高いものである場合にはやはり自殺企図と捉えるべきである．このような場合，患者はおそらく，何らかの理由で自殺の意図を隠蔽しているか，あるいは，精神病など，深刻な精神的な混乱の状態にある可能性がある．

c. 致死性の予測：

　　たとえ手段・方法の致死性が低いものであったとしても，本人の主観のなかでは，行為の結果として致死的な事態を予測していたとすれば，その行為は自殺と捉えるべきである．実際，子どもや高齢者の場合，致死性の予測をもって表面的には軽度の自傷をすることがある．

d. 併存する自殺念慮：

　　自殺の意図，致死的な手段，致死性の予測が除外されてはじめて，その行為は自殺企図ではなく，自傷（非自殺性自傷）と認められることとなる．けれども，自殺以外の意図から自傷を繰り返す患者のなかには，自傷していないときには慢性的な虚無感や漠然とし

た自殺念慮を抱いている者がいる．こうした患者は，近い将来において自殺企図におよぶリスクが高い．したがって，行為自体は自傷と捉えたとしても，併存する自殺念慮に対する評価と介入が必要である．

2 今回未遂に終わった自殺の意図に関する評価

将来における再企図のリスクは，今回の自殺企図に際しての自殺意図の強度と関連している．したがって，その自殺意図の強度について評価する必要がある．

自殺意図の強度はその計画性・準備性と関連している．そこで，今回の自殺企図に関して，その患者が，「自らの行動を妨害されずに確実に遂行するために，どれくらい周到な準備・計画を行っていたのか」という観点から，評価を行う．

以下の点に注目した情報収集が必要である．

- 自殺手段を確保するための方法
- 自殺予告の有無
- 他者の注意をそらす試みの有無
- 身体的損傷の致死性の程度
- 致死性の予測
- 発見されない試みの有無
- 自殺時期の設定（何かの記念日や命日などにあわせる）
- 死後の準備（生命保険への加入，あるいは日記の焼却や身辺の整理など）
- 自殺に期待する副次的効果（家族が保険金を手にする，あるいは，いじめやパワーハラスメントの加害者を攻撃・糾弾するなど）

3 過去の自殺企図に際して用いた方法の変遷

過去に複数回以上の自殺企図歴がある患者では，各自殺企図行動の時間的

間隔の変化，あるいは，自殺に用いる手段の変化に注意する必要がある．繰り返すごとに自殺企図の間隔が短くなっている，あるいは，手段がより致死性の高いものに変遷している経過は，危険な兆候である（Shea, 2002）．

また，過去に縊首などの致死性の高い手段・方法による自殺企図歴がある者では，今回，自殺未遂に用いた方法が比較的致死性の低い手段であっても，近い将来における自殺既遂のリスクは高い（Ando et al, 2013）．

④ 自殺企図の動機と背景要因

患者自身が自殺によってしか解決できないと考えていた，苦痛や困難が何であるのかを明らかにしなければならない．ただし，自殺行動が何か一つだけの出来事が原因であることはむしろまれである．一見「自殺の原因」と思われる出来事は，複数の要因が積み重なったうえでの，あくまでも「最後の一押し」にすぎないことが多い．

家族関係，職場の問題，経済的問題，身体疾患への罹患といった，精神医学的症状以外の現実的問題には，特に注意を払う必要がある．人は，単に「借金」だけ，あるいは，「うつ病」だけでは自殺にまで追い詰められないが，「借金」と「うつ病」という問題を同時に抱えると，自殺の危険は現実味を帯びたものとなる．実際，命令性幻聴の圧倒的影響下で自殺におよんだ統合失調症患者でさえ，将来の不安，経済的問題，重要他者との関係破綻といった，現実的問題の影響を受けていることがまれではない．

⑤ 今回の自殺未遂に対する患者本人の捉え方

今回の自殺企図が未遂に終わったことを，患者自身が「救命されてよかった」と感じているのか，あるいは，「救命されて残念」と感じているのかを明らかにする．後者の場合には再企図のリスクが高い．

⑥ 今回の自殺未遂に対する家族の態度

今回の自殺企図について家族がどのように捉えているのかの評価も重要で

ある．患者の自殺企図に対して，「これまでつらい気持ちを気づいてあげられなかった」などと共感的に捉えているのか，それとも，怒りや敵意，疲弊による否定的な反応を呈しているのか，といった点も重要である．後者の場合は再企図のリスクが高くなる．また，家族によっては，患者が自殺の意図を持っていたことを否認し，「一時の気の迷い」，「魔が差して馬鹿なことをしてしまっただけ」などと，事態を矮小化している場合もある．このように自殺の意図を否認する態度は，患者が抱えている苦痛や困難を否認することにもつながりやすく，やはり再企図のリスクを高める．

なお，患者の自殺行動に対して家族の反応が乏しいのは問題だが，一過性の激しい反応も同様に好ましくない．自殺行動には，自分から離れていきそうな重要他者をつなぎ止める効果があり，自殺行動の強化因子となる．この強化の程度について慎重に評価したい．自殺行動が重要他者をつなぎ止める効果はしばしば一過性であり，早晩，関係性の破綻に直面する．その場合，以前よりもエスカレートした手段・方法によって自殺企図を繰り返す危険性がある．

7 現在の自殺念慮

現在における自殺念慮の存在を慎重に評価する必要がある．援助者が自殺企図に対して叱責，説教するような態度をとったり，自殺を頭ごなしに否定したりすると，患者は，「どうせ，死んではいけないといわれるだけだ」と考えて，自殺念慮を隠すようになる．また，自殺念慮が高度な患者では，自殺の意図を隠すために，ことさらに平静を装ったり，明るくふるまったりすることもある．

一般に自殺潜在能力の高い患者は，自殺願望（＝積極的な自殺念慮）が比較的軽度でも自殺行動に至りやすいが，こうした患者では，自殺行動の後には一過性のカタルシス効果によってすみやかに自殺願望が消退する傾向がある（ただし，これはあくまでも一時的な現象であり，その後，ささいなストレッサーによって自殺願望は容易に再発する）．一方，過去に自殺企図歴の

ない，いわば自殺潜在能力の低い自殺未遂患者の場合には，自殺願望が強固なことが多く，自殺未遂後にも自殺願望が持続していることが少なくない．

　なお，隠された自殺念慮を評価する技術的な注意点については，すでに前章で詳述している．

Ⅲ 自殺念慮の告白に対する対応

　自殺未遂患者に対して現在の自殺念慮を質問すれば，当然ながら「死にたい」という回答が返ってくる可能性は高い．以下に，この「死にたい」という告白に対する基本的な対応のポイントを記す．

1 告白に感謝する

　こちらの質問に対して，あるいは患者から自発的に「死にたい」という言葉が出てきた場合，訴えを軽視しないで真剣に向き合い，共感と支持，思いやり，そして支援を約束する姿勢が伝わるようことが大切である．

　自殺を考えるに至った原因は何であれ，患者は自らが現在置かれている状況を恥じていたり，人に告白してもまともに向き合ってもらえないのではないかと思い込んでいたりする．したがって，正直に自殺念慮を告白してくれたことをねぎらうべきである．こうすることで，「自分の気持ちを正直に語ることはよいことである」というメッセージを伝える必要がある．その際，援助者は決して慌てたり騒いだりすることなく，静かで穏やかな態度を維持していることが望ましい．

2 「自殺はいけない」はいけない

　安易な励ましをしたり，やみくもな前進を唱えたりすべきではない．「残された人はどうするのだ」，「家族の身になってみろ」，「死んではいけない」という叱責や批判，あるいは強引な説得も好ましいものではない．「自殺はいけない」と決めつけられた時点で，患者はもはや正直に自殺念慮を語るこ

44 ｜ もしも「死にたい」と言われたら

とができなくなる．そうなった場合，援助者は自殺のリスク評価が困難となり，再企図を防ぐことはおぼつかなくなるであろう．

また，自分の信念や哲学，人生観，生命観，思想，信仰，に基づいて，「いかに自殺がいけないことか」を説いたり，患者とのあいだで「自殺はよいことか，悪いことか」を議論したりするのもいけない．こういったかかわり方は，不毛であるだけでなく，有害といってよい．患者といかに長時間にわたって議論しても，患者は決して援助者に気持ちを受けとめてもらった感覚を抱くことはできない．たとえ患者を論駁したところで，患者の「死にたい」という気持ちが変化することはないであろう．

自殺を告白する患者には，「死にたい」と「生きたい」という矛盾する2つの考えがあり，たえず動揺している．そのような心理状態にあるところにいきなり強引な説得をされれば，患者はかえって意固地になって自殺を肯定しようすることもある．それでは，逆に再企図のリスクは高まってしまいかねない．

援助者として正しい態度は，「自殺の是非は誰にもわからないが，はっきりしているのは，いま現在，幸せな人はそのようには考えない」というスタンスであろう．

3 「聴くこと」と「質問すること」

自殺念慮の告白に対して，われわれ援助者がすべき対応はさしあたって2つである．一つは，「聴くこと」である．患者の主張がたとえ論理的に妥当なものではないとしても，ひとまず相手の言い分に耳を傾ける態度が重要である．その際，相手の発言のなかで重要と思われる言葉を援助者が繰り返す，あるいは，援助者が「つまり，あなたは～の問題で困っているのですね？」と合いの手を入れ，患者が抱えている問題を明確化することがポイントである．

もう一つは，「質問すること」である．「あなたを死にたいと考えさせるに至った原因について，もう少し具体的にお話しいただけますか？」といった

質問によって，自殺念慮の背景にある問題──健康も問題や家庭問題，あるいは経済・生活問題など──を明らかにする必要がある．われわれメンタルヘルス領域の援助者がすべきことは，自殺の是非を哲学的，倫理学的，もしくは道徳的に判断することではなく，自殺念慮の背景にある問題を同定し，その解決に向けたマネジメントをすることである．

　この，本人を「死にたい」という気持ちにまで追い詰めている種々の困難や苦痛を明らかにする，という作業をする際に，一つ大事なポイントがある．それは，その作業と同時に，「それほどの困難や苦痛を抱えながらも，なぜこの人はこれまで死なずにすんだのか」について考えをめぐらせることである．これは，本人が抱えている自殺の危険因子に拮抗する，一種の「保護的因子」を同定する作業であり，その作業から得られた情報が，本人に自殺行動を思いとどまらせる際の材料として使えることもある．

　いずれにしても，「死にたい」という告白に際して援助者がなすべきことは，「聴くこと」と「質問すること」であり，決して自分の考えや信念を「伝えること」ではないことだけは肝に銘じておく必要がある．

④　唐突な「死にたい」という訴え

　自殺念慮の背景にある困難や苦痛を探るべく，様々な質問や情報収集しても，患者の自殺念慮を説明するような問題が見当たらない．また，患者には明らかな精神病水準の精神障害（統合失調症や精神病性の特徴を帯びた気分障害）に罹患している兆候もない．それにもかかわらず，患者が深刻な焦燥感を伴って唐突に「死にたい」と訴えている……．

　こうした状況では，患者が心的外傷に関連した問題を抱えている可能性を考える必要がある．最もよく見られるのは，過去に受けた身体的暴力や性暴力被害の場面がフラッシュバックし，被害当時の恐怖感，あるいは自己の身体に対する強烈な嫌悪感に圧倒されているというものである．その場合には，援助者は本人を脅かすことのない態度を心がけ，静かで落ち着いた口調で，現在いる場所は安全であることを繰り返し伝えるとよい．患者はしばし

ば，意識のなかで被害当時の年齢や時期に戻っているので，年齢を尋ねたり，現在の年月日を伝えたりして，患者が現実感を回復しやすいようにするのもよい．もしも患者が女性である場合には，女性のスタッフが軽く手を握ったりすることも，患者が現実感を取り戻し，安全感を自覚するのを促進することがある．

5 口癖のような「死にたい」

　境界性パーソナリティ障害患者のなかには，頻繁に「死にたい」と口にする者がいる．しばしばその感情を抱くきっかけは比較的ささいな出来事である．こうした患者は，援助者の陰性感情を刺激しやすいが，その一方で，無視すれば「死にたい」と訴えるだけにとどまらず，援助者の関心を惹くために，演技的な自殺行動へと表現方法をエスカレートさせる可能性もある．

　こうした患者の多くは，幼少時から虐待やネグレクトといった不適切な養育環境に生育していたり，深刻ないじめやドメスティック・バイオレンスなどの被害を受けていたりする．したがって，たとえるならばこうした患者は，平常時でも「すでにコップいっぱいに水が入っていて，たとえ目薬一滴が加わっただけでも水がこぼれてしまう」状態にあると理解すべきである．実際，こうした患者は非自殺性自傷や食行動異常，物質使用障害などの問題を抱えている者が少なくなく，すでに自殺潜在能力はかなり高く，比較的ささいな自殺願望でも自殺行動を実行に移しやすい．

　この種の患者の口癖のような「死にたい」を無視したり，「ささいなことで死にたくなる」という傾向を批判したり，皮肉ったりするのは好ましい対応ではない．といって，訴えられるたびに自殺の計画や致死性の予測などを詳細に聴取するのは，かなりの労力を要するだけでなく，患者の病理を悪化させる危険性がある．

　このような「死にたい」という訴えには，落ち着いた態度で，「何がありましたか」と，自殺念慮よりもその背景にあった否定的なイベントに焦点をあて，共感・同情・助言をするという対応が好ましい．

6 「死にたい」と告白することの意味

患者の自殺念慮と向き合う際に理解しておくべきなのは，3つある．第1に，患者は誰彼かまわずに自殺念慮を告白するわけではなく，「この人ならば理解してくれるかもしれない」という相手を選んで告白しているのである．その意味で，「患者から自殺念慮の訴えをされることが少ない」という援助者は，自分の日頃の臨床態度を反省する必要があるかもしれない．

第2に，自殺念慮の告白は面接の終了時間の間際，あるいは，われわれ援助者の就業時間の終わり間近や，これから帰宅しようとするタイミングでなされる傾向がある．こうした性質ゆえに，援助者はしばしば自殺念慮の訴えを「操作的」とか，「援助者をコントロールしようとしている」などと誤解しやすい．しかし実際には，患者はずっと以前からそのことを伝えようとしながらも勇気が出ずに躊躇しており，「もうあと少ししか時間がない」という状況に追い詰められてやっと告白できた，という場合が少なくない．

そして最後に，「死にたい」という告白は，「困難な問題のせいで死にたいほどつらいが，もしもその問題が解決されれば，本当は生きたい」という意味があるということである．このことは，援助者にとってはよい情報である．患者の「死にたい」という訴えを聴いていると，あたかもコーナーに追い詰められ，ノックアウトが確定したボクサーのような気分になるが，実際には必ずしもそうではない．援助者には十分な「勝機」がある．したがって，われわれは援助者として患者の話を傾聴しながら，その困難な問題が何かを明らかにし，その問題を解決するという共通の目的について患者と治療同盟を確立できることを目指すべきである．

Ⅳ 自殺企図の対応

今回の自殺企図に対する評価を終えたら，次は，当面，どのようにして患者の生活を支援し，再企図を防ぐかを考える必要がある．

以下に，その際の基本的な考え方と注意点をあげておく．

48 ｜ もしも「死にたい」と言われたら

1 自殺の背景要因に対する介入

自殺の動機に結びついている苦痛や困難を減少させる．その際，精神医学的要因にとどまらず，心理社会的ならびに経済的要因まで含めて広範な評価を行い，必要なソーシャルワークを試みることが大切である．たとえば，背景要因として，多重債務や家庭内における暴力被害，介護や家事，育児のストレス，生活苦の問題といった現実的な問題に対して，司法書士や婦人相談所，福祉事務所につないだり，介護，自立支援，子育て支援などのヘルパー導入を進めたり，地域の保健師と連携し，定期的な訪問を依頼するなどの方策を検討する．

自殺の危険因子と呼ばれているものの多くは，自殺未遂歴や被虐待歴，離婚歴などといった，変えることのできない過去のイベント，すなわち静的要因である．したがって，罹患する精神障害の治療や自殺の手段・方法へのアクセスを悪くする（たとえば処方薬の管理など）などを除けば，ほとんどの危険因子を取り除くことができない．

そこで重要になってくるのは，危険因子に拮抗する保護的因子をいかに増やすかである．保護的因子のなかでも，最も容易かつ速やかに効果を発揮するのは，所属感の減弱に対する介入である．したがって，主治医以外にも患者にかかわる援助者を医療機関内，地域内に増やし，チームで患者を支援できるのが理想的である．

2 支援資源に確実につなげる

患者に必要な支援資源が判明し，他の相談機関や援助機関に紹介する際には，確実につなげる配慮をしなければならない．精神的に追いつめられた自殺念慮を呈するに至った患者は，注意力や判断力，記憶力が低下しており，援助者の指示をうわの空で聞き流していることがある．また，自殺を決意した患者は，自分の人生にプラスとなることを実行するのに消極的であり，面接で同意したからといって，実際に助言通りに実行するとは限らない．したがって，紹介機関に援助者が同行する，患者の家族などに同行を依頼する，

患者の目の前で連絡をとり，確実に対応してもらえる日程を押さえる，説明した内容の要点をメモにして渡すなどの工夫が必要である．

ここで重要なのは，援助者自身が紹介先の機関を訪れたことがあったり，紹介先機関のスタッフと面識があったりすると，患者がつながる率も高くなるということである．様々な領域の支援で再三繰り返されていることではあるが，やはり援助者同士が「顔と顔でつながっている」ことの強みは，当然ながら自殺予防においても同様である．

なお，様々な機関につなげた後は，各種機関と情報を共有し，適宜，会議を開催し，援助方針について確認できる場があるとよい．

③ 生活全体を視野に入れて支援する

精神科医療関係者が陥りやすい問題点として，自殺未遂患者の治療を一定期間継続しているうちに，次第に「自殺の引き金となった主要なイベント」と「患者が抱えている精神障害の治療」だけに意識が集中するというものがある．

忘れてはならないのは，その患者は自殺リスクを抱えており，今回，自殺企図におよんだことで自殺潜在能力は以前よりも高まっているという事実である．このことは，今回の自殺の引き金となった否定的イベントよりも比較的なささいなイベントでも，患者は自殺行動におよぶ可能性があるということを意味し，患者の日常生活全般における様々な困難や苦痛に対する配慮が必要である．

④ 処方薬の調整・管理，および物質乱用に介入する

もしも今回の自殺企図が過量服薬によるものであれば，これまで患者に提案しても拒まれてきた処方調整をする好機である．精神科治療薬を調整する際には，たえず過量服薬をされる危険性を念頭に置く必要がある．過量服薬をされた際に生命に危険性の少ない薬剤を選択し，過量服薬した際の身体への影響が予測しやすいように，可能な限りシンプルな処方内容とすることを

心がけるべきである．過量服薬を避けるために，家族などに治療薬の管理を依頼することも大切である．

ベンゾジアゼピン系およびその近縁薬剤は意識水準に影響を与える可能性があり，投与に際して注意する必要がある．そのような薬剤は過量服薬した場合に脱抑制を引き起こす可能性があり，衝動性が亢進して予期せぬ致死的行動を呈する危険がある．筆者は，ベンゾジアゼピン類の薬剤を処方されている患者は，そうではない患者に比べて過量服薬をする頻度が高いという印象を持っている．また，バルビツレート系の成分を含有する合剤ベゲタミン®は，過量服薬時に誤嚥性肺炎を引き起こすリスクや自殺既遂となるリスクを著しく高めるので（Ando et al, 2014），確実に中止すべきである．

さらに，飲酒習慣を持つ患者には禁酒を指導する必要がある．われわれの研究では，飲酒問題を抱えていた自殺既遂者の全員が自殺時に酩酊し，おそらくは衝動性が高まった状態で最期の行動におよんでいたことが明らかにされている（赤澤ら，2010）．また，男性うつ病患者における自殺既遂による死亡を予測する要因として，「月10日以上の飲酒」も同定されており（勝又ら，2014），正常範囲内の飲酒にも注意が必要である．

5 自殺念慮者の心性に配慮したかかわりを心がける

自殺念慮を抱く者の心理は両価的である（Shneidman, 1985）．つまり，「死にたい」という訴えの背景には，「助けを求める気持ち」と「助かりたくない気持ち」とが同時に存在しているのである．前者ゆえに，その言動はときに演技的，操作的なものに見えてしまい，援助者の陰性感情を引き起こす．その一方で，後者は，援助者の助言や指示に従わない挑戦的な態度として現れ，やはり援助者の陰性感情を刺激する．

要するに，いずれにしても，自然念慮を抱く患者は，援助者にとって対応困難な患者であることが多い．ときには援助者が，患者に対する怒りや敵意が制御できなくなり，患者に対して管理的・支配的な態度をとってしまう可能性がある．そうなると，患者が援助者に心を閉ざし，結果的に自殺のリス

ク評価が困難となってしまったり，治療を中断し，自殺のリスクをいっそう高めてしまったりする．むしろ援助者はあらかじめ，「自殺リスクの高い患者は援助者に対して挑戦的な態度をとる傾向がある」と心得ておいたほうがよい．そして，自らのうちに陰性感情が湧いてきた場合には，「この患者は自殺リスクが高いのだ」と自身に言い聞かせるわけである．

　また，自殺念慮を抱えている者は自尊心が低下し，無力感にとらわれている．ここで注意すべきなのは，自己効力感は乏しい者ほど自身の無力を否定し，自身を取り巻く状況をコントロールすることに執着する傾向があるということである．それゆえに，自殺リスクの高い患者との治療関係は，ともすれば「綱引き」状態，もしくはパワーゲームの様相を呈しやすい．したがって，自殺念慮を抱く患者は，自己決定権を侵害されたと感じるような強引な援助に敏感であると心得，他の相談機関の紹介や治療・援助方針の策定，家族に向精神薬の管理依頼，あるいは家族や医療機関などへの情報照会にあたっては，できる限り患者の同意を得るように努め，協働的な治療関係の構築を心がけるべきである．もちろん，最終的には患者の意向に反した対応をせざるを得ない事態もあるが，その場合でも，同意を得るべく援助者が努力をしたプロセスが，その後の治療関係を維持するうえで大切となってくる．

6　守秘の原則は適用されない

　いま述べた「協働的」というのと矛盾するようだが，自殺念慮者や自殺未遂者の援助においては守秘義務の原則が適用されないことも強調しておきたい．患者自身が「このことは家族にはいわないでください」と訴えた場合にも，「あなたを守るためにそれが必要である」ことを粘り強く説明すべきである．もしも家族と連絡をとらないまま対応し，その後まもなく自殺既遂もしくは再企図となった場合の訴訟リスクは無視できない．

　とはいえ，患者の意向を無視して家族に連絡をとることで，患者との治療関係が破綻するリスクも皆無ではない．そこで，患者が家族への連絡を拒んだ際には，「もしもあなたの家族はこのことを知ったらどんな反応を示すと

思いますか？」と質問してみるのも一法である．患者が恐れているのはしばしば，「自分が自殺を考えている」という事実を家族に知られること自体ではなく，「その事実を知った家族の反応」である．その反応の多くは頭ごなしの叱責か，本人が抱く自殺念慮を否認したり，矮小化して捉えたりする事態である．その背景には，家族自身が何らかの問題を抱えて余裕を失っているなどの問題がある．

　言いかえれば，「家族に連絡しないください」と訴える患者ほど，家族に対する介入や支援が必要なことが多いのである．

7 「自殺しない契約
（No Suicide Contract/Suicide Prevention Contract)」

　プライマリケア医向けの研修会では，自殺念慮を抱く患者や自殺未遂におよんだ患者との面接では「自殺しない契約」をするように推奨されることがある．

　プライマリケア医が患者の自殺リスクに注意を向け，何らかのコミットをするという意味では，そうした契約を試みるのは悪くないことである．しかし，こうした「自殺しない契約」の有効性を証明した研究は存在しないことは，一応頭に入れておくべきであろう．それどころか近年，米国では，その有効性に関する何らのエビデンスもないにもかかわらず，あまりにもこの「契約」が臨床現場で過大評価され，ときにはルーチン業務として実施されてきたことが問題視されつつあるという指摘もなされている（Shea, 2002）．実際，ルーチン業務として，あたかも「流れ作業的」に行われる「自殺しない契約」には，単にスタッフの不安を軽減する以上の効果はない．Shea（2002）によれば，この契約に同意した直後に自殺企図におよんだ患者は意外に多く，特に強固な自殺意図を持つ患者の場合，表面的に同意することでその意図を隠し，自殺を遂行しやすい状況を手に入れる傾向があるという．

　しかしその一方で，筆者の経験でも，援助者とのこの種の契約のおかげで

「自殺しないですんだ」とか,「生き延びることができた」と語る患者はまれではない. このことは,この「自殺しない契約」には一定の意義があることを示している.

　要するに,この契約を生かすも殺すも,「誰とのあいだで契約するのか」なのである. つまり,救命救急センターのスタッフのように,今後の患者と会う予定のない援助者が単回の介入のなかで,あくまでもルーチン業務の一環として行う場合,この契約には何らの自殺予防効果もなく,場合によっては有害なことさえある. しかし,継続的な援助関係の保証とともにこの契約がなされた場合には治療的な意味を持つ. いいかえれば,この契約は必ず次回の面接予約とセットでなされるべきものであり,継続して患者にかかわる援助者とのあいだのみ効力を発揮するものなのである. さらにいえば,この契約は「時間限定の契約」であり,毎回の面接のために確認されるべきものである.

　注意すべきなのは,この契約は自殺のリスクアセスメント・ツールではないという点である. この契約に同意することによって確認されるのは,「自殺の危険がない」ということではなく,あくまでも「自殺したくなったら必ず連絡する」という援助者との治療同盟なのである. したがって,この約束を交わす際には,緊急時に対応できる精神科救急窓口や夜間相談窓口の連絡先を伝えておく必要がある.

　なお,この契約に応じない場合には,「自殺したくなっても連絡しない」ことを意味し,深刻な自殺リスクを示唆する. また,「自殺しない契約」は,法的な契約ではなく,あくまでも臨床上の契約であって,援助者を訴訟上の責任追及から守るものではない(Simon, 2004).

8　入院の功罪

　自殺念慮が存在するだけでなく,具体的に自殺の計画を立てている場合には,再企図のリスクは切迫していると捉える必要がある. 特に自殺の意図が強固になってくると,患者は周囲の援助者を「敵」とみなし,援助に対して

拒絶的な態度をとるようになる．こうした状態は非常に危険であり，患者の安全を物理的に確保するために，非自発的な入院治療に踏み切らざるを得ない．いうまでもなく，自傷・自殺の恐れは，措置入院という精神科病棟への非自発的入院の要件である．

しかし，ただやみくもに非自発的入院とするのではなく，すでに述べた通り，患者の同意を得る努力はすべきである．また，同意が得られない場合でも，入院と判断した根拠と主治医としての決意は明確に伝えておく必要がある．

ちなみに，Chiles と Strosahl（2005）は，「精神科病院への入院が自殺を減らすというエビデンスはなく，自殺は，他のいかなる施設よりも，精神科病棟と刑務所で起きている」と述べている．Joiner ら（2009）もまた，精神科病棟入院中に自殺した患者の約半数が，入院した最初の週に，また入院経験のある多くの患者が退院した最初の週に自殺していると指摘している．特に Chiles と Strosahl が警告しているのは，精神科入院による医原性の副作用である．彼らは，非自発的入院という自己決定権の剥奪体験が退院後の患者の自殺リスクをかえって高める場合があると指摘している．

とはいえ，Chiles と Strosahl にしても，Joiner らにしても，入院治療の意義を完全に否定しているわけではない．たとえば Joiner らは，「自殺の手段を減らし，モニタリングの機会を増やすことで，患者の自殺行動を物理的に抑止するともに，自殺潜在能力のさらなる増加を防ぐことの意義」は認めており，「患者が抱いている，負担感の知覚と所属感の減少に関する誤った思い込みを訂正する機会を得る」場合があると述べている．

実際，精神障害に対する急性期治療などでは，入院治療は確実に危険因子の解決に有効であり，入院によって患者の安全を確保した状況で，家族内葛藤の調整などといった包括的な介入を行うことには，大きな意味がある．しかし，単に医療スタッフや家族の安心のためだけに，「物理的に行動を制限する」以上の意味を持たない入院を無意味に繰り返すのは，かえって退院後の自殺リスクを高めるだけとなってしまう．入院中に，様々な現実的問題の

解決のための方策を考える必要がある.

9 家族の支援

すでに自殺企図の評価の項で述べたように,患者の自殺行動に対する態度が再企図のリスクを左右する.その意味では,家族に対する心理教育は重要である.

ただし,「上から目線」の教育という形は必ずしも適切ではない可能があり,むしろ「ねぎらい」や「感謝」,「応援」といったニュアンスを含んだかかわりが好ましい.というのも,家族が患者の自殺行動を叱責・非難する,あるいは,患者の自殺念慮を否認・過小視する背景には,家族自身が患者の自殺行動に強い衝撃を受け,混乱している状況があるからである.また,当初は患者の自殺行動に同情的な態度をとっていた家族も,患者の自殺行動が繰り返されたり,いつまでも自殺念慮が持続したりするなかで,自分たちが患者に攻撃・非難されているような感覚に陥り,患者に対する怒りや敵意をコントロールできなくなってくる.そのなかで意図に反して,患者を深く傷つけるような,「言わずもがな」の発言をしてしまうこともまれではない.

また,自殺未遂患者の家族は,「援助者に責められている」という感覚を抱きやすいということにも配慮すべきである.つまり,ともすれば家族は,「家族がもっとしっかり監視していれば」とか,「家族の対応が不適切だから」と批判されていると被害的な受け止め方をしやすいのである.さらに言えば,家族のそうした感覚を患者自身が知るところとなれば,今度は患者の負担感の知覚が高まってしまう.

したがって,すべての責任を家族に負わせるような発言はせずに,家族にできることとできないことを明確に切り分けたうえで,たとえば「治療薬の管理だけはお願いします」といったように,具体的な助言や提案をするように心がける必要がある.

Ⅴ おわりに

　本章では，自殺企図後最初の精神科診察を想定し，評価と対応のポイントを概説した．もちろん，本章で述べたことを1回の診察ですべて実施するのは難しく，そのまま実行しようとするのは現実的ではない．基本的な考え方さえ理解しているのであれば，必ずしも本書の通りに実行する必要はなく，その後継続する治療関係のなかで少しずつ実践するという方法でもかまわない．

　最も重要なのは，自殺未遂者が治療を中断することがないように努めることである．すでに述べたように，自殺企図は再企図を予測する最も重要な危険因子であるが，再企図の大半は自殺企図から1年以内に発生している（Shea, 2002）．したがって，自殺企図後，少なくとも1年間は比較的高頻度に診察を行い，定期的に自殺念慮，ならび所属感の減少や負担感の知覚に関する評価を行う必要がある．それを可能とするには，何はともあれ，治療関係が継続していることが前提となる．

【文献】

・赤澤正人，松本俊彦，勝又陽太郎，ほか（2010）アルコール関連問題を抱えた自殺既遂者の心理社会的特徴：心理学的剖検を用いた検討．日本アルコール・薬物医学会雑誌, 45: 104-118.
・Ando, S., Matsumoto, T., Kanata, S., et al. (2013) One-year follow up after admission to an emergency department for drug overdose in Japan. Psychiatry. Clin. Neurosci., 67: 441-450.
・Ando, S., Yasugi, D., Matsumoto, T., et al (2014) Serious outcomes associated with overdose of medicines containing barbiturates for treatment of insomnia. Psychiatry. Clin. Neurosci., 68: 721.
・Chiles, J.A., Strosahl, K.D. (2005) Clinical manual for assessment and treatment of suicidal patients. American Psychiatric Publishing, Washington DC（高橋祥友訳 J・A・チャイルズ，K・D・ストローザル著「自殺予防臨床マニュアル」，星和書店，東京，2008）
・Favazza, A.R. (1996) Bodies under Siege: Self-mutilation and Body Modification in Culture and Psychiatry, second edition. The Johns Hopkins University Press, Baltimore（松本俊彦監訳「自傷の文化精神医学——包囲された身体」，金剛出版，東

京, 2009)

- Joiner, T.E., Van Orden, K.A., Witte, T.K., et al. (2009) The Interpersonal Theory of Suicide: Guidance for Working with Suicidal Clients. Washington, D.C: American Psychological Association (邦訳: 北村俊則監訳「自殺の対人関係理論　予防・治療の実践マニュアル」, 日本評論社, 東京, 2011).
- 勝又陽太郎, 赤澤正人, 松本俊彦, ほか (2014) 中高年男性うつ病患者における自殺のリスク要因: 心理学的剖検を用いた症例対照研究による予備的検討. 精神医学, 56: 199-208.
- Shea, S.C. (2002) The Practical Art of Suicide Assessment: A Guide for Mental Health Professionals and Substance Abuse Counselors, Wiley, Hoboken. (松本俊彦監訳「自殺リスクの理解と対応—"死にたい"気持にどう向き合うか」, 金剛出版, 2012).
- Shneidman, E.S. (1985) Definition of suicide. Wiley, New York.
- Simon, R.I. (2004) Assessing and managing suicide risk: Guidelines for clinically based risk management. American Psychiatric Publishing, Washington DC.
- Walsh, B.W., Rosen, P.M. (1988) Self-mutilation—theory, research, & treatment—Guilford Press, New York (松本俊彦ほか訳「自傷行為—実証的研究と治療指針—」, 金剛出版, 東京, 2005)
- Walsh, B.W. (2005) Treating self-injury. Guilford Press, New York (松本俊彦ほか訳「自傷行為治療ガイド」, 金剛出版, 東京, 2007)

第4章
非自殺性自傷に対する
精神療法

I　はじめに

　リストカットをはじめとする，身体表層に対する軽度の自傷は，演技的かつ操作的な行動として援助者の陰性感情を刺激し，ともすれば，治療対象ではなく，限界設定の対象とされる傾向があった．しかし実際には，リストカットなどの自傷をする者の96％は1人きりの状況でその行為におよび，しかも，そのことを誰にも告白しないことが明らかにされている（Hawton et al, 2006）．このことは，自傷の大半は演技的・操作的行動ではないことを意味している．

　実際，自傷を繰り返す者の55 〜 75％は，怒りや絶望感といった感情的苦痛を独力で緩和する目的からその行為におよんでいる（Matsumoto et al, 2004: Walsh, 2005: Hawton et al, 2006）．どうやら自傷には一種の「鎮痛効果」があるようなのである．実際，患者の多くは，「切るとホッとして安堵する」，「切るとスーッとして気持ちがいい」，「生きるために切っている」などという．確かに，自傷直後には脳内で内因性オピオイドが分泌されていることを指摘する研究もあり（Coid, 1983），その意味で，彼らの言葉はかなり正鵠を射ているといえる．

　しかし，自傷の鎮痛効果には，麻薬と同じように「耐性獲得」や「依存性」がある．自傷が持つ鎮痛効果は一種の報酬として機能し，患者はしばしば一種の嗜癖のよう自傷を繰り返すが，その過程で，次第により頻回に，そし

§4　非自殺性自傷に対する精神療法　59

て，より深く切られなければ，当初と同じ鎮痛効果が得られなくなってしまうのである．最終的には，「切ってもつらいし，切らなきゃなおつらい」という事態に陥る者もいる．これは皮肉な話である．これまでは，「人に助けを求めても無駄だ．人はいつだって私を裏切る．でも，リストカットは絶対に私を裏切らない．これさえあれば，どんなつらいときでも私は自分をコントロールできる」と信じ込み，頼みの綱として自傷に依存してきたのに，今度はその自傷に裏切られる事態に嵌まり込んでしまうからである．

「生きるため」に自分の身体を傷つけてきた者が，「死ぬため」に自分の身体を傷つけるのは，まさにこのタイミングである．確かに自傷は自殺とは峻別されるべき行動であるが，同時に長期的には自殺を予測する重要な危険因子なのである．事実，われわれの研究（松本ら，2008）では，精神科外来通院中の自傷患者の22.4%が，3年以内に高度に致死的な方法で自殺企図におよんでいることが明らかにされている．また，Owensらのメタ分析（2002）によれば，過去1回以上の非致死的な自傷をした若年者は，そうではない者に比べ，10年後の自殺既遂による死亡率が数百倍も高いという．

前置きが長くなったが，要するにいいたいのは次のことである．背景にある感情的苦痛を無視して，頭ごなしに「自傷をやめろ」と指示するのはナンセンスであるが，だからといって，自傷を漫然と容認していれば，確実に自殺の危機が訪れる．いいかえれば，「生きるため」の自傷は「死への迂回路」でもあるという点で矛盾を孕んだ行動なのである．

本章では，リストカットに代表される非自殺性自傷を取り上げ，その対応にあたっての基本的な考え方と方針を示したい．

Ⅱ 非自殺性自傷の治療に際しての基本的な態度

1 「自傷をやめなさい」はやめなさい！

まずお願いしたいのは，初診の段階からいきなり自傷患者に対して「自傷をやめなさい」というのは絶対に避けてほしいということである．もちろ

ん，面接を重ね，治療関係が確立された段階になればその限りではないが，当初のうちは治療継続に悪影響をおよぼす．自殺予防という究極的な目標に立てば，さしあたっては自傷が止まることよりも，治療が継続することを優先すべきである．なぜなら，自傷は，誰からの助けも得られない過酷な状況を生き延びるために患者が唯一あてにしている対処手段なのである．その対処手段を取り上げておいて，いきなり「やめなさい」と指示するのは，根性論を突き抜けて，理不尽かつ暴力的な介入といわざるを得ない．まして，すでに自傷が嗜癖化している場合には，もはや意志の力では自傷をコントロールできなくなっており，「やめろ」といわれてやめられる段階にはない．むしろ，その「やめられない」ということ自体を治療すべき症状と理解しなければならない．

　一般に自傷患者は，誰かから「頭ごなしに」いわれたり，「決めつけられたりする」のを好まない．憎悪しているといってもよい．これには，彼らの多くが，様々な虐待やいじめなどを通じて理不尽に管理・支配されたり，自分の存在を否定されたりした体験を持っていることと関係があろう．そのような体験を生き延びた者は，援助者の管理的・支配的な発言に過敏であり，権威的な人物を嫌悪する傾向がある．最初の面接で「嫌い」，「怖い」，「苦手」と思われたら，失地回復は相当に困難である．

　したがって，あくまでも対等な立場で，そして援助者が「あなたのことを知りたいと思っている」ことが伝わるような姿勢で，面接に臨むべきであろう．

2　援助希求行動を支持する

　治療の場に来たことを肯定的に評価していることを伝えるために，「よく来たね」と言葉をかけてほしい．すでに述べたように，自傷の本質は，「誰にも相談せず，誰にも助けを求めずに，感情的苦痛を緩和すること」にあり，その点で，自傷を繰り返す者は援助希求能力が乏しい人であると認識すべきであり，そんな彼らが援助を求めたことは，それだけで賞賛に値する行

動なのである.

　そもそも自傷とは，単に自分の身体を傷つけることだけを意味する言葉ではない．自傷した後に傷のケアをしないこと，自傷してしまったことを信頼できる人に伝えないことも含めて指している言葉であると理解してほしい．その意味で，自傷後に傷の手当てを求めること，あるいは，援助者に自傷したことを告白することは，「自分を大切にしたい」という「反自傷的」な行動なのである．このような，患者の一連の行動に見え隠れする小さな援助希求行動をこまめに支持・肯定することを通じて，少しずつでも援助希求能力を伸ばしていく必要がある.

　同じように，「切るのがやめられない」，「また切ってしまった」といった発言にも，さしあたっては，「そういう風にいえることはとても大切」と返せばよい．それによって，「いまは，切る/切らないよりも，信頼できる人に心を開けるほうがずっと重要」といったことを伝える機会としたい.

③ 自傷の肯定的な面を確認し，共感する

　自傷に恐れを抱いたり，驚いたり，眉をひそめたりするのは論外として，「自分を傷つけてはいけない」などと自分の価値観を押しつけるような発言も控えるべきだろう.

　そもそも，人目につかないところで，自殺以外の意図から，死なない程度に自分の身体を傷つけるという行為が，なぜいけないのだろうか？　自傷患者のなかには，「自殺しないために切っている」とか，「人に暴力をふるってしまいそうになるのを抑えるために切っている」という人もいる．まさか自殺したり，人に暴力をふるったりすることよりも，死なない程度の自傷を「絶対的に悪い」と断定できる者などいない.

　いずれにしても，患者とのあいだで，自傷の是非をめぐる「神学論争」ほど不毛なものはない．「親からもらった身体を大切にしなくては」などという説教は禁忌である．「その親が気に入らねえんだよ！」といわれれば，もはや反論の余地はなく，ドン詰まることは端から明らかである．あるいは，

62　もしも「死にたい」と言われたら

「あなたが切ると私の心が痛い」などと，相手に理不尽な罪悪感を抱かせる発言も好ましくない．もしも本当に「心が痛い」のだとすれば，そのように距離がとれない援助者のあり方自体が問題とされなければならないし，口先だけの方便であったならば，そのような援助者の「嘘」を起点とした治療がうまくいくはずがない．

　大切なのは，自傷の肯定的な側面に目を向けることである．どんな自傷にも肯定的な面は必ずある．たとえば，つらい感情を誰の助けも借りずに緩和すること．もちろん，誰かに相談できれば一番よいわけだが，それが困難な場合，「生き延びるため」の自傷は最悪な選択ではない．「そうか，自傷するとつらい感情がおさまるという効果があるんだね」と，ひとまずその肯定的な効果を承認し，そのうえで，「そうやってつらい毎日を生き延びてきたのか．本当に大変だったね」とねぎらって，自傷ではなく，「困難を生き延びてきたこと」に肯定の力点があることを伝えればよい．

　患者の多くは，援助場面に登場する前に，さんざん周囲から説教や叱責を受けてきたはずである．そんな彼らに対し，自傷の肯定的な側面を支持することには，戦略的な意味もある．自尊心や自己効力感の乏しい自傷患者は，たった一つの問題行動を「いけない」，「やめなさい」と否定されただけでも，すぐに「人格を否定された」，「全面否定された」と早とちりしやすい．そのような患者に対しては，「あなたという『存在』は正しい．ほんの少しだけ改善したほうがよい点があるだけだ」というメッセージのほうが援助者の意図が伝わりやすいであろう．

4　エスカレートに対する懸念を伝える

　自傷の肯定的な側面を支持したからといって，「自傷はよいことだから，それを続けてよいのだ」と誤解されるのは不本意である．そこで，まずは相手の問題行動に「共感」し，そのうえで援助者としての「懸念」を伝えたい．

　自傷を続けることによる不利益は，一時しのぎ的な対処であるがゆえに，根本的な問題は何も解決しないだけでなく，次第にその自己治療的効果が低

下してエスカレートしてしまう点にある．さらに，「身体の痛み」で「心の痛み」に蓋をすることを続けるなかで感情語が退化するとともに，「心の汚物バケツ」から名前のない感情があふれ出して，「消えてしまいたい」，「死んでしまいたい」という思いにとらわれる可能性がある．

　また，こうしたことを伝える際には，「あなたはきっとそうなるはずだ」と決めつけるようないい方をしないように注意しなければならない．次のような伝え方がよい．

　「あなたは違うかもしれないけど，私の経験では（あるいは，「一般的には」とか「専門家によれば」という言い回しでもいいと思います），自傷という『身体の痛み』がある方法で『心の痛み』に蓋をしていると，だんだんと自傷の効き目が弱くなってしまって，どうしても自傷がエスカレートしてしまう傾向があるんだよ．そのうちにいくら切っても『心の痛み』が治まらなくなると，『消えたい』とか『いなくなりたい』って感じるようになったり，なかには，もっとはっきりと，『死んでしまいたい』と考えるようにもなってしまう．『あなたがそうなったら……』と思うと，とても心配だ」．

　こうした懸念のメッセージは，ただちに治療に役立つわけではない．しかし，後々，本人の自傷に対する問題意識を自覚させ，主体的な治療意欲を引き出すための仕掛けとなる．

5　"Respond medically, not emotionally"

　グロテスクな自傷創を前にして驚いたり，怖がったり，怒ったり，叱責したり，拒絶的な態度をとったり，過度に同情したり，悲しげな顔をしたり，あるいは，わざとらしく見て見ぬふりをしたり……といった反応はいずれもすべきではない．こうした反応はすべて自傷を強化し，2次的にアピール的な意図を持つ行為へと変容させる危険性がある．

　こうした不適切な強化が最も少ない反応は，冷静な外科医のような態度である．穏やかかつ冷静な態度で傷の観察をし，必要な手当てを粛々と，丁寧にこなす．そしてその後で，「この人が自らを傷つける背景にはどのような

64　もしも「死にたい」と言われたら

困難な問題があるのか」と冷静に推測をめぐらせる……そのような態度こそが望ましい．曰く，「Respond medically, not emotionally（感情的に反応するな，医学的に反応せよ）」である（Walsh, 2005）．

なお，自傷患者の多くは，医療機関受診時には，一見，ケロッとした深刻味のない態度をしていることが多い．そのような態度で傷の手当てを求める姿に陰性感情を刺激され，ことさらに素っ気ない態度でやや意地悪な対応をしてしまう援助者がいる．しかし，そのような場面で自傷患者が深刻味のない態度をしているのは，自傷によって「心の痛み」を鎮痛し，自らの手で抑うつ気分を改善させた直後だからであることを忘れてはならない．

Ⅲ 自傷のモニタリングとトリガー分析

1 行動記録表によるモニタリング

自傷患者の治療は，トリガーの同定からはじまる．当初のうちは，自傷に先行して何らかの感情的苦痛を自覚していた患者も，自傷の習慣化・嗜癖化に伴い，先行する出来事，さらにはそれによって触発された感情的苦痛を自覚できなくなってしまう．実際，自傷患者の多くが，「たぶん何か強い感情に襲われて，急に『切らなきゃ，切らなきゃ』って考えで頭がいっぱいになって……」となどと，あやふやな説明しかできない．その意味では，自傷患者は，単に自分の皮膚を切っているだけではなく，嫌な出来事の記憶やその出来事にまつわる不快な感情の記憶も一緒に「切り離して（cut away）」いると理解してよいであろう．

そのような事情から，トリガーの同定には，自傷のモニタリングが必要となる．その際，筆者は，表 4-1 に示した「行動記録表」を用いることが多い．この行動記録表は，1 週間の毎日が 3 つのカラムから構成されており，それぞれの 1 日の状況を簡単に記録できるようになっている．一番左のカラムには，その日各時刻に何をしていたかを簡単に記録し，真ん中のカラムには，その際に誰と一緒にいたのかを記録する．それから，一番右のカラ

表 4-1　行動記録表　（9月17日～9月23日）

時間	日			月			火			
	何をしていた？	誰と？	自分を大事にしない行動	何をしていた？	誰と？	自分を大事にしない行動	何をしていた？	誰と？	自分を大事にしない行動	何をしていた？
5				起床						
6				勉強	ひとり		起床			起床
7				食事	家族		食事	家族		食事
8				登校			登校			登校
9				学校			学校			学校
10	起床									
11	食事	家族								
12	テレビ									
13	↓									
14	↓			↓						
15	読書	ひとり								
16				下校	友人		↓			
17	↓			カラオケ	友人		部活	部員		デート
18	買い物	友人								
19	食事	母親・妹		食事	家族		下校	友人		
20							食事	父親		↓
21	電話	彼氏	△	勉強	ひとり		団らん	家族		帰宅
22	入浴	ひとり	△				勉強	ひとり	△	口論
23	くつろぐ	ひとり	□	↓			入浴	ひとり	◎	電話
24			✓	チャット	彼氏	△	就寝		○	勉強
1	就寝			（記憶なし）		◎				チャット
2						✓				勉強
3				就寝						入浴
4										就寝

自分を大事にしない行動：✓自傷（切る，殴る，火傷させる，引っかく，突き刺す，治りかけの傷を開くなど）
◎置換スキルを使って「自分を大事にしない行動」を回避した　○呼吸法の練習

66　もしも「死にたい」と言われたら

名前（A山　B子　　　　　　）

誰と？	自分を大事にしない行動	何をしていた？	誰と？	自分を大事にしない行動	何をしていた？	誰と？	自分を大事にしない行動	何をしていた？	誰と？	自分を大事にしない行動
		起床			起床					
家族		食事	家族		食事	家族				
		登校		○	登校		○			
		学校			学校					
								起床		
								食事	家族	
								ネット	ひとり	
								デート	彼氏	
彼氏		面接	主治医		部活	部員				
		食事	母親・妹		下校	友人		食事	家族	●
		団らん	家族		食事	父親		電話	彼氏	△
	△	ネット	ひとり		電話	彼氏	△	音楽	1人	
母親	×	チャット	友人	△	勉強	ひとり	△			
友人	△	入浴	ひとり		入浴	ひとり	◎	入浴	ひとり	
ひとり	△	就寝		○	ネット	ひとり		チャット	彼氏	△
彼氏	△							くつろぐ	ひとり	△
ひとり	△							（記憶なし）		✓
ひとり	✓				就寝			就寝		✓

△自傷したくなった　□飲酒　●嘔吐　×人や物に暴力をふるう

ム（「自分を大事にしない行動」）には，自傷におよんだときはもとより，自傷衝動に駆られたときについてチェックを入れる．この箇所には，個々の患者に応じて，過食・嘔吐や飲酒，過量服薬といった，他の自己破壊的行動があった場合にチェックを入れるようにしてもよい．なお，記録にあたっては，1週間分をまとめて記入するのではなく，少なくとも1日ごと，できれば数時間ごとに記入することを推奨したい．

　何週間かこの記録をつけていると，患者が何をした後に，あるいは誰と会った後に自傷したいという衝動に駆られ，そして実際に自傷におよんでしまうのかが明らかになってくる．同時にまた，どんな状況ならば自傷したいとは思わず，また，実際にしないですむのかも見えてきて，そうした情報は自傷衝動に拮抗する対処を見つける際のヒントとなる．さらには，「記憶が飛んでいる時間」が存在することから，自傷の背景に存在する解離症状を発見することも可能であろう．

② 自傷の報告への対応

　行動記録表によるモニタリングをはじめると，当然ながら援助者は，毎回の面接のたびに，自傷衝動の自覚や自傷の実行という「悪い知らせ」と向き合わなければならなくなる．ここで注意しなればならないのは，自傷したことを非難・叱責すべきではなく，といって，適当に「流す」べきでもないということである．

　まずは，自傷したくなってしまったこと，あるいは，実際に自傷してしまったことを「正直にいえた」という事実を支持するべきである．これは嗜癖臨床の原則である．嗜癖行動からの回復には，再使用や再発を正直に告白できる場が必要不可欠なのである．

　自傷の報告がなされたら，傷痕を確認して自傷の様態を評価し，続いて，行動記録表を参照しながら，どのような状況がトリガーとなったのかを分析しなければならない．そのうえで，次の自傷の再発を予防するために，いかにしてトリガーを回避するか，あるいはトリガーに遭遇した場合にはどんな

対処をしたらよいのかを一緒に話し合う.

　援助者のなかには，自傷に関心を持ち，毎回詳細に傷痕を観察することが強化因子として作用し，かえってその行動を維持させることを危惧する者もいる．確かに他者からの関心は自傷の強化因子となりうるが，感情的な反応を抑え，科学者のような冷静さと関心をもって対峙すれば，強化は最小限に抑えられるはずである.

Ⅳ 置換スキルの習得

　自傷を止めるには，先行要因となる感情的苦痛が出現しなくなるか，そうでなければ，何か代替的な行動（置換スキル）によってひとまず感情的苦痛から気持ちをそらさなければならない.

　これは決して「困難な問題からの逃避」と同義ではない．感情的苦痛から一時的に意識をそらし，置換スキルによって苦痛を自分扱える程度に小さくし，物事を冷静に考える状態になってから，改めて問題と向き合うのである.

　置換スキルには，以下の2つのタイプがある.

1 刺激的な置換スキル

　自傷とは，感情的苦痛に対して，「身体の痛み」という知覚刺激を用いて対処する行為である．そこで，身体的疼痛をより安全な知覚刺激に置き換えることで，感情的苦痛を緩和し，気持ちをそらす，というのがこのスキルの原理である.

　以下のような方法がある.

1) スナッピング（snapping）

　これは手首に輪ゴムをはめ，「切りたい」という衝動を自覚した際に，その輪ゴムでパチンと手首の皮膚を弾いて，気持ちを切り替える.

2) 香水を嗅ぐ

刺激の強い香水の匂いで気持ちを切り替える.

3) 紙や薄い雑誌を破る

「切りたい」という衝動を感じたときに,不要な紙,薄いパンフレットや雑誌を思い切り破る.

4) 氷を握りしめる

自傷衝動を自覚した際に氷を手で強く握りしめると,その冷たさの知覚はほとんど痛覚と区別つかないものとなる.つまり,皮膚を傷つけず,出血もしない痛み刺激により,気持ちをそらす.

5) 腕を赤く塗りつぶす

「血を見るとホッとする」というタイプの自傷患者に有効なことがある.具体的には,紙に自分の「腕」を描いてそれを赤く塗る,あるいは,赤いフェルトペンで直接自分の腕を塗りつぶす.

6) 大声で叫ぶ

自傷衝動に襲われたときに,海岸や野原で思い切り叫ぶ,あるいは家族と一緒にカラオケボックスに行き,好きな歌をうたう.

7) 筋トレ

自傷衝動に対して腹筋運動や腕立て伏せ,スクワットなどの筋肉トレーニングで気持ちをそらす.

これらの刺激的な置換スキルのメリットは,練習をしなくともすぐに取り組むことができる,という点にある.しかし,デメリットもある.この方法自体に「刺激によって気分を変える」という点で自傷と共通した性質があり,繰り返すうちに効果が減弱し,より強い刺激を求めて頻度と強度を高めていくうちに,置換スキル自体が「自傷的」な様相を帯びてしまうのである.また,「紙や雑誌を破る」などの攻撃的な行動が,かえって精神的な興奮と覚醒度を高め,自傷衝動を刺激してしまう,という指摘もある(Walsh, 2005).

ここで重要な点は，刺激的な置換スキルはあくまでも過渡的な対応であって，最終的な目標は，後述する鎮静的な置換スキルの実践にある，ということである．その意味では，援助の当初，刺激的な置換スキルの実践を提案した時点から，後述する鎮静的な置換スキルの練習を開始しておく必要がある．理想的には，両方をうまく組み合わせて臨機応変に使い分けられるとよい．

2 鎮静的な置換スキル

鎮静的な置換スキルは，刺激的な置換スキルのように「身体の痛み」に代わる知覚刺激で気持ちをそらすのではなく，焦燥や緊張，怒りといった不快感情そのものを鎮めることを目的とした対処法だ．

具体的には，「マインドフル呼吸法（わが国では "マインドフルネス" と原語のまま使われることが多いが，ここでは，あえて "呼吸法" という言葉を付す）」や，さらにそのような呼吸法を行いながら穏やかな情景——大自然のなかで寝そべっているイメージ，あるいは星のまばゆい宇宙を漂っているイメージなど——を想像する，「イメージ瞑想法」などがある．いずれも，「過去や未来へのとらわれを離れて，自分が『いま，ここに』存在していることに集中している状態（マインドフルネス）」を得ることが目標である．

これらの呼吸法や瞑想法は，もともとは仏教の修行や東洋医学において実践されてきたものであり，すでにわが国でもヴィパッサナー瞑想，丹田呼吸法，正心調息法などとして知られてきた．しかし近年では，境界性パーソナリティ障害に対する有効性が確認されている弁証法的行動療法などにも取り入れられ，精神科領域の西洋医学的治療においても治療技法の一つとして実践されている．なお，その具体的な実践法については，Walsh 著『Treating Self-injury』(2005)（邦訳書：松本ら訳『自傷治療ガイド』，金剛出版，2007）の巻末に詳細に記されているので，そちらを参照されたい．

ちなみに，呼吸法に習熟していない患者が，自傷衝動を自覚した際に急遽これを実践しても，期待する効果はまず得られない．下手をすると，過呼吸

状態に陥ってしまうかもしれない．マインドフル呼吸法には練習が必要なのである．たとえば，毎朝の通学・通勤時，あるいは就寝前のひとときといった，比較的落ち着いた状態にあるときこそ練習の好機である．そうした練習のなかで，自分なりに「マインドフルネス」の境地を体験しておかなければ，いざというときに自傷衝動に拮抗できる置換スキルとしての効果は望めない．その意味では，この鎮静的な置換スキルは，刺激的な置換スキルのような手っ取り早さには欠けている．しかし，刺激的な置換スキルとは異なり，一度この方法を体得すれば，その効果が減衰したり，やり過ぎて自傷的様相を呈したり，また，自傷衝動を高めたりすることもない，という点で優れている．

　治療開始当初，こうした鎮静的置換スキルに消極的な態度を示す患者は少なくない．だからこそ，援助者は，「まあ，そういわずにだまされたと思って」などと繰り返し提案し，折に触れて面接室で呼吸法を実演してみせる必要がある．

3 補助的な置換スキル

　以上の置換スキルに加えて，自傷衝動から気をそらすのに役立つ様々なスキルを組み合わせるとさらに効果的である．こうしたスキルは，行動記録表を注意深く分析していると，「絶対に自傷していない状況（あるいは要因）」として浮かび上がってくることが少なくない．

　多くの患者が用いている補助的な置換スキルとしては，「文章を書く」，「音楽を鑑賞する / 演奏する」，「絵を描く」，「運動をする」，「料理をする」，「犬や猫といったペットをなでる」，「アロマを焚く」などがある．また，「書店」，「コーヒーショップ」，「図書館」といった，安全で，周囲の目がある場所（1 人になると自傷したくなってしまう者が少なくない）に赴くという方法，さらには，自分にとって大切な小物，大切な言葉をメモした紙切れなどを小さな箱（「セーフティボックス」）に詰め込み，自傷衝動に襲われたときにその箱を取り出し，蓋を開けて箱の中身を眺める，という対処が効果的な

こともある.

4 信頼できる人と話す

信頼できる誰かと話すことは，それだけでも感情的苦痛を緩和し，自傷衝動を減少させる効果がある.

とはいえ，話し相手は誰でもよいわけではない．話し相手は，患者が「自傷したい」，「自傷してしまった」と訴えたときに，叱責したり，悲しげに表情を曇らせたり，不機嫌になったりしない人でなければならない．そして，「自傷したい」，「自傷してしまった」という正直な告白を肯定的に評価してくれ，さらに，「自傷したい」という本人の話を長々と聞くのではなく，この機会をうまく捉えて患者に自傷衝動に対する置換スキルを試みるように提案できる人であることが望ましい．具体的にいうと，患者が「自傷したくなった」と訴えてきたら冷静な態度で対応し，その援助希求行動を支持したうえで，「筋トレは試した？　呼吸法は？」と，置換スキルの実施状況を尋ね，「まずは20分間，呼吸法をやってごらん」などと提案できる人物である.

もっとも，現実問題として，これらの条件を最初から満たしている人など，メンタルヘルス領域の専門職以外に見当たらない．家族や友人，恋人といった身近な存在の場合，通常，患者の問題に情緒的に巻き込まれてしまっており，どうしても叱責や説教，あるいは，「私がこんなに一生懸命がんばっているのに……」などと非難めいた言葉を浴びせがちである．そうした家族の対応は自傷のトリガーにもなりかねない.

とはいえ，患者の治療に併行して，家族や友人，恋人などといった情緒的に巻き込まれている重要他者に対して心理教育や情報提供をすることで，彼らを支援資源へと変化させうる可能性は十分にある．自傷衝動に際して身近な重要他者がこのような対応できるようになれば，患者の治療経過は非常に良好なものとなるであろう.

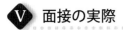 面接の実際

1 行動記録表を用いた面接の進め方

　表 4-1 の行動記録表を見ると，置換スキルの実行や呼吸法の練習に関する記載がなされているのに気づくはずである．実は，この点が治療上の重要なポイントである．

　以下に，行動記録表を用いた面接に際しての注意点を列挙しておきたい．

1）正直さを支持

　「自傷したくなった」，「自傷した」という記載があれば，必ず「あ，ちゃんと書いてあるね，いいね」などと，正直に自傷に関する事実を伝えることを支持する（一方，ショックな出来事があったのに自傷しなかったときには，そのことを支持するとともに，自傷しないですんだ要因を話し合う）．

2）置換スキルの実行を支持

　もしも置換スキルの実行や呼吸法の練習の記載があったら必ず肯定的なメッセージを伝える．その肯定的なメッセージは，自傷しないで過ごせた場合よりも強いものとし，援助者が「自傷しないことよりも置換スキルの実施を重視している」態度が伝わるようにする．

3）失敗しても置換スキルに挑戦したことを支持

　たとえ，置換スキルのやり方が不十分で，実行したにもかかわらず自傷におよんでしまったとしても，置換スキルを実施したことを賞賛する．そのうえで，置換スキルの実施時間をもっと長くしたり，練習時間を増やしたりすることを提案する．

4）自傷後に自分で傷の消毒をしたことを支持

　実は，自傷とは，単に皮膚を切る行為だけでなく，自傷後に傷のケアをしないことも含めた行為であり，傷のケアは，「自分を大切にする」行為として反自傷的な意義がある．したがって，自傷後には傷の消毒を提案し，それを実行した場合にも支持する．

　重要なのは，援助者の関心が「自傷しないこと」ではなく「新しいスキル

の獲得」にあると患者に伝わることである．自分がこれまでやってきた行動を「やめなさい」と指示されるのは，患者には「自分の存在を否定された」と感じられてしまう点に注意したい．

2 治療の行き詰まり

もう何カ月間も毎週面接していて，自傷のモニタリングにより自傷のトリガーは同定され，避けられるトリガーは避け，避けられないトリガーに対しては置換スキルで対処している．にもかかわらず，自傷が続いている……．あるいは，再三の提案にもかかわらず，患者が置換スキルの習得に取り組もうとしない場合もある．たとえば，「毎週，行動記録表こそつけてはくるが，置換スキルの実施や呼吸法の練習には消極的で，自傷はずっと続いている……」といった状況である．

もちろん，こうした状況は十分に起こりうる．そのような場合には，患者を取り巻く環境を見直す必要がある．たとえば無理解で非協力的な家族の存在や，いつも患者に「ダメ出し」ばかりする恋人や親友，あるいは，幼少時の外傷記憶が賦活されるような暴力的な関係性，支配/被支配の関係性はないだろうか？　そのような環境のもとでは，自傷患者のなかには，「自分はいらない存在，余計な存在」，「消えたい，いなくなりたい」という信念が賦活されてしまう者が少なくない．これでは，形式的に置換スキルを試みこそするものの，「どうせ置換スキルをやってもダメだろう」という思い込みが強くなり，取り組み方が消極的なものとなってしまいやすい．

もしも家庭内が安心できる環境となっていない場合には，安全を確保する目的から入院治療という選択も一時的には悪くない方法である．しかし，入院中に家族内調整やソーシャルワークによって環境を変化させられなければ，単なる時間稼ぎに終わってしまうことを忘れてはならない．また，病棟の不必要に管理的体制が外傷的体験となって，自傷の悪化を招く可能性も考慮すべきであろう．

なお，筆者の経験では，行動記録表への記録を頑なに拒む患者のなかに

は，解離性同一性障害に罹患していながらも，まだ主人格が交代人格の存在を否認している段階の者が含まれている．おそらく行動記録表により，主人格が健忘している時間帯の存在を突きつけられる不安や恐怖，さらには，それによって健忘障壁が崩されることへの懸念もあるのかもしれない．このような場合，無理強いは禁物である．

Ⅵ 症例A　17歳　女性　高校生

　行動記録表によるモニタリングと置換スキルによる対処を用いて治療を行った自傷患者の1例を提示したい．

1 生育歴

　Aは，ワーカホリックで怒りっぽい会社員の父親と，父親の癇癪に怯える専業主婦の母親が作り出す，緊張に満ちた家庭で生育した．中学時代，クラス全員から無視されるといういじめを受けたことがあるが，もともと成績は優秀であり，いじめたクラスメイトを見返すことを目標にして勉強に打ち込み，最終的に第一志望の難関校に合格した．

2 現病歴

　高校入学後のAは，平凡な生徒として完全に埋没した．強い焦りをのなかで，Aは，毎日夜遅くまで勉強を試みるも，机に向かうとすぐに強い睡魔に襲われてしまった．Aはそんな自分を不甲斐なく思い，勉強中に睡魔に襲われると，「眠気覚まし」の目的から，シャーペンやコンパスで手甲を突くようになった．当初は多少の効果が得られたが，まもなくそれでは痛みが不十分であるように感じ，より強い刺激を求めて，カッターで前腕を切るようになった．不思議なことに，カッターで皮膚を切ると，重苦しい気分から解放されて妙な安堵感を覚え，学校での孤立感や劣等感のことを一瞬だけ忘れることができた．以来，学校で嫌なことがあると，帰宅してから深夜の自

76 もしも「死にたい」と言われたら

室でこっそり自己切傷を繰り返すようになった。家族には気づかれないように，血を拭き取ったティッシュペーパーはトイレに流して廃棄した。

しかし，本人の学業成績の低下を気にした両親から，勉強のことを次第に口やかましくいわれ，そのたびにすでに有名大学に進学している姉と比較されるようになると，自傷は日増しにエスカレートしていき，自傷の頻度や程度が深刻化した。また，以前にも増して毎日を重苦しく，厭世的な気分で過ごすようになった。

そんなある日，定期試験の結果が本人の予想以上に不本意なものであったことにショックを受けたAは，教室を飛び出すと，トイレに駆け込み，自分の腕をカッターで切ってしまった。実は，Aは，いつ何があっても自分の感情をコントロールできるようにと，毎日，カッターを肌身離さず携行こそしていたものの，一応，自分なりのルールとして，「学校では切らないようにする」と心に決めていたはずであった。

その日，Aのブラウスの腕が血液で汚れているのを担任教師に発見され，スクールカウンセラーを介して精神科受診となった。

3 治療経過

1）導入期

診察時，Aは，自傷について，「いまの自分には必要。自分が生きるためにやっていることだから，やめる必要はない」と主張した。治療者は，そうしたAの主張に共感しつつ，「高校に入学してから，いろいろと大変だったんだね」とねぎらったうえで，エスカレートした結果，「消えたい」，「いなくなりたい」と感じるようになることの懸念を伝えた。そのうえで，「あなたがうまく表現できない，心のつらさを詳しく知りたい」といって，行動記録表をつけることを提案した。Aは，しぶしぶではあったがこれに同意し，以後，一応は記録をつけてくるようになった。しかし，自傷創については，依然として治療者に見せたがらなかった。

2) 抵抗期

行動記録を分析していくと，Ａは，学校の授業で勉強の遅れを痛感したり，教師からの質問に答えられなかったりした体験が引き金となっていることが多く，特に，帰宅後に自室で勉強しようとすると，自傷衝動が高まることがわかった．治療者は勉強の苦労をねぎらいつつ，「しかし，別に勉強だけがすべてではないのでは？」と提案したが，本人は，「勉強をとったら私には何も残らない」と強い抵抗と頑なな態度であり，刺激的な置換スキルを提案したが，Ａはほとんど関心を示さなかった．

3) 転回期

面接を開始して半年後，Ａは，「最近，以前，先生がいったみたいに『消えたい』，『いなくなってしまいたい』という気持ちが出てきました．このまま自傷とつきあっていったら，死んでしまうかもしれない」と語り，自身の将来に対する危惧を漏らすようになった．この頃より，面接時に治療者に自傷創を見せるようになるとともに，行動記録表の記載量が増え，欄外に，その日自分が感じた怒りなどを書き込むようにもなった．また，Ａは，「毎朝，教室に入ることを想像するだけで緊張して，気を失いそうな気分になる」，「翌日，学校に行くことを考えると緊張してしまって，夜，うまく寝つけない」と訴えることがあった．そこで，治療者は，マインドフル呼吸法のことを教え，面接室で実演したうえで，Ａに，毎朝の通学中の電車のなかで15分，夜，寝る前に20分，やってみるように提案してみた．すると，Ａは，半信半疑ではあったものの，実際にやってみるとスムーズに入眠できることを体験して以降，習慣的にこれを行うようになった．

4) 終結期

睡眠に対する効果を体験できたＡに対して，治療者は自傷情動に対してもマインドフル呼吸法を試みるように提案した．その結果，３回に２回くらいは，自傷にいたるのを回避できるようになり，自傷の頻度は減少していった．呼吸法によって自傷に対するコントロールを得たＡは，不思議と以前のような勉強に対して頑なな態度を示さなくなり，「まあ，現状の成績では

大学は無理そうだから，専門学校にします．昔から動物が好きだったので，動物のトリマーになる学校に行こうと考えています」と語るようになった．Aのなかで，何か価値観の変化が生じたようであった．定期的な面接を開始して1年半を経過した時期には，自傷は見られなくなった．その後，遠方の専門学校進学のために他県で一人暮らしをすることとなり，それを機に治療終結とした．

Ⅶ 自傷が止まった後のかかわり

　前節で提示した症例は，特に臨床的な介入を要する精神障害が併存せず，深刻な被虐待体験がなかったこともあり，比較的スムーズに自傷を手放すことができた．このようなシンプルな症例の場合，よほど苛酷な状況に置かれていないかぎり，自傷が持つメリットとデメリットの両価性に共感しながら，非対決的な態度で，本稿で述べたかかわりを続けていけば，自傷を減じていくこと自体は決して難しくない．

　こうしたかかわり方は，一見すると，Joinerら（2009）のいう自殺の対人関係理論における自殺潜在能力だけに働きかけているように感じられ，所属感の減弱や負担感の知覚にはまったく影響がないかかわりのように感じられるかもしれない．しかし，実はこのかかわりで最も重要な点は，置換スキルの修得ではない．自傷を否定せず，治療関係の継続を励まし続けるという，援助者の支持的かつ共感的な態度——Linehan（1993）の弁証法的行動療法の用語を用いれば，「承認戦略」——こそがポイントである．こうした治療関係は，少なくとも患者の所属感の減弱に対して有効であると考えている．

　いずれにしても，治療における最終的な難関は，自傷が消失した後の対応である．自傷が消失したら，今度は，「自傷衝動」をターゲットとした協働的作業が必要であり，さらにその次には，「自傷しようとは思わなかったが，つらい気持ちになった」という感情的苦痛の自覚，患者によっては解離症状をターゲットした分析が継続される必要がある．そして，それらの消長

を行動記録表でモニタリングし，それらのトリガーについて話し合いを続けることで，「自傷をしなくとも，人は私の話に耳を傾けてもらえる」という体験が，コミュニケーション手段としての「自傷」を手放しやすい状況をつくっていかなければならない．

当初ターゲットとした自傷（たとえば，「腕を切る」など）とは異なる別の様式の自傷にも注目し，次なる介入のターゲットとすべき場合もある．たとえば，家具や壁を殴ったり，爪を皮膚に食い込ませたりするような行動によって，密かに感情的苦痛に対処している場合がある．これらを放置したままにしておくと，結果的には当初治療のターゲットであった自傷の再発につながる．あるいは，ピアッシングやタトゥーなどのボディモディフィケーションが，ファッションの目的からではなく，「痛み」を求めて行われてしまう．

不思議なことだが，行動記録表による援助を進めるなかで，表の欄外にその日自分が体験したことや感じたことを自然と書き込むようになる患者がいる．すると，いつしか行動記録表は味気ない表であることをやめて，一種の日記帳としての機能を帯びはじめる．これは，治療が成功しつつあることを示す徴候である．というのも，その段階に達した彼らは，「心の痛み」を「身体の痛み」で覆い隠すのをやめ，自分の言葉を用いて表現するようになっているからである．

Ⅷ おわりに

本章では，自傷，すなわち，自殺以外の意図から故意に自分を傷つける行為を取り上げ，その基本的な捉え方と治療の進め方を概説した．

これまで自傷は，境界性パーソナリティ障害患者にしばしばみられる「困った問題行動」と見なされ，治療の対象ではなく，限界設定の対象とされてきた．しかし 2013 年に発表された，米国精神医学会の新しい診断基準 DSM-5 では，研究用の診断分類案をまとめた Section Ⅲに，「非自殺性自傷

non-suicidal self-injury」という診断カテゴリーが新設され，ようやく自傷が精神医学のなかで「市民権」を得ることとなった．

　そのこと自体は喜ばしいことであるが，その一方で筆者は，この「非自殺性」という表現が自傷に対する新たな誤解をもたらす可能性を危惧している．Nock ら（2006）は，非自殺性自傷を呈する若者の 70%が自殺企図の生涯経験を持ち，自傷期間が長い者，自傷方法の種類が多い者，自傷時に疼痛を感じない者ほど自殺企図の経験を持っていたことを明らかにし，非自殺性自傷者と自殺企図者とは重複する集団である可能性を指摘している．また，Wilkinson ら（2011）も，大うつ病性障害の青年を 28 週追跡した調査から，非自殺性自傷の既往が追跡期間中における自殺企図の予測因子であったことを明らかにし，自殺のリスクアセスメントにあたっては非自殺性自傷に注目する必要があると考察している．

　筆者は，自殺予防のためにはこの非自殺性自傷に積極的なかかわり，治療の対象としていく必要があると考えている．

【文献】

- ・Coid, J., Allolio, B., Rees, L.H.（1983）Raised plasma metenkephalin in patients who habitually mutilate themselves. Lancet, Sep 3; 2（8349）: 545-546.
- ・Favazza, A.R.（1996）Bodies under Siege: Self-mutilation and Body Modification in Culture and Psychiatry, second edition. The Johns Hopkins University Press, Baltimore（松本俊彦監訳 A・R・ファヴァッツァ著「自傷の文化精神医学——包囲された身体」，金剛出版，東京，2009）.
- ・Hawton, K., Rodham, K., Evans, E.（2006）By Their Own Young Hand: Deliberate Self-harm and Suicidal Ideas in Adolescents. 21-39, Jessica Kingsley Publisher, London（松本俊彦・河西千秋監訳 K・ホートン，K・ロドハム，E・エヴァンズ著「自傷と自殺—思春期における予防と介入の手引き」，金剛出版，東京，2008）.
- ・Joiner, T.E., Van Orden, K.A., Witte, T.K., et al.（2009）The Interpersonal Theory of Suicide: Guidance for Working with Suicidal Clients. Washington, D.C: American Psychological Association（邦訳: 北村俊則監訳「自殺の対人関係理論　予防・治療の実践マニュアル」，日本評論社，東京，2011）.
- ・Linehan, M.M.（1993）Cognitive-behavioral treatment of borderline personality disorder, Guilford Press, New York.
- ・Matsumoto, T., Yamaguchi, A., Chiba, Y., et al.（2004）Patterns of self-cutting: A

preliminary study on differences in clinical implications between wrist- and arm-cutting using a Japanese juvenile detention center sample. Psychiatry Clin Neurosci., 58: 377-382.

- 松本俊彦, 阿瀬川孝治, 伊丹　昭, ほか (2008) 自己切傷患者における致死的な「故意に自分を傷つける行為」のリスク要因: 3 年間の追跡調査. 精神神経学雑誌, 110: 475-487.
- Nock, M.K., Joiner, T.E., Gordon, K.H., et al. (2006) Non-suicidal self-injury among adolescents: Diagnostic correlates and, relation to suicide attempts. Psychiatry Res., 144: 65-72.
- Owens, D., Horrocks, J., House, A. (2002) Fatal and non-fatal repetition of self-harm. Systematic review. Br J Psychiatry 181, 193-1999.
- Walsh, B.W., Rosen, P.M. (2005) Self-mutilation—theory, research, & treatment— Guilford Press, New York, 1988 (松本俊彦ほか訳 B・W・ウォルシュ, P・M・ローゼン「自傷行為―実証的研究と治療指針―」, 金剛出版, 東京, 2005).
- Walsh, B.W. (2007) Treating self-injury. Guilford Press, New York, 2005 (松本俊彦ほか訳 B・W・ウォルシュ著「自傷行為治療ガイド」, 金剛出版, 東京, 2007).
- Wilkinson, P., Kelvin, R., Roberts, C., et al. (2011) Clinical and psychosocial predictors of suicide attempts and nonsuicidal self-injury in the Adolescent Depression Antidepressants and Psychotherapy Trial (ADAPT). Am. J. Psychiatry, 168: 495-501.

第5章
過量服薬の理解と予防・対応

I はじめに

　救急医療の現場では，この十数年来，過量服薬は一貫して深刻な問題である．救命救急センターからの報告によれば，過量服薬をして搬送されてくる患者の数は年々増加をしており，その多くが，精神科通院中の者が処方薬を過量摂取しているという（大倉ら，2008）．また，よりはっきりと，地域に精神科クリニックが増えるのに従って地域の基幹病院救命救急センターに搬送される過量服薬患者数が増加した，と指摘する報告もある（武井ら，2007）．

　こうした報告をふまえたとき，気になるデータがある．図5-1は，消防庁のデータで，自損行為（自傷・自殺と同義）による救急車出動件数，および救急車が搬送した人の数の年次推移を示したものである（内閣府，2011）．図のグラフからわかるように，自損行為が，わが国で自殺者が急増した1998年（平成10年）を境に年々右肩上がりで上昇しているのである．1998年以降自殺者は3万人前後とほぼ横ばいで推移してきたのに対し，自損行為が年々上昇している，という現象をどう理解したらよいのだろうか？

　実は，この自損行為の大半が，精神科処方薬の過量摂取であるといわれている．というのも，救命救急センターに搬送される自傷・自殺患者のなかで，手段・方法として大半を占めているのが過量服薬だからである（大倉ら，2008；武井ら，2007）．だとすれば，次のような推測はできないだろ

§5　過量服薬の理解と予防・対応　83

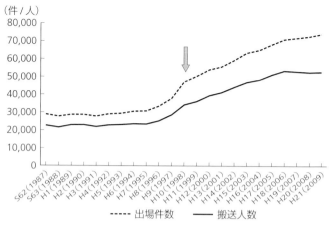

図 5-1 自損行為による救急車の出場件数・搬送人数の年次推移
(平成 23 年内閣府自殺総合対策白書より引用)

うか？ すなわち,「1998 年以降,自殺対策の必要性が叫ばれるなかで,一種の『精神科に行こう』キャンペーンが展開されるようになり,多くの国民が精神科に受診するようになった.そして,その結果,精神科治療薬を入手する国民の絶対数が増加し,皮肉にも過量服薬も増加した」という可能性である.

　もちろん,これは推測にすぎない.ただ,救急医療の現場では,精神科医に対する怒りが高まっているのは事実である.筆者は,これまで何度となく救命救急センターのスタッフを対象とした自殺未遂者ケア研修会などで講師を務めてきたが,そのたび救命救急センタースタッフの怒りをひしひしと感じないわけにはいかない.そうした研修会の質疑の時間では,大抵,不本意にも筆者は「精神科医代表」のように誤解され,救急医からの非難と攻撃につるし上げられる.毎回,文字通りの「蜂の巣」状態にさせられる感じがして,とてもではないが生きた心地がしない.このままでは精神科医は医学界において孤立するのではないか.救急医からの怒号めいた非難の声に曝されるたびに,筆者はそのような危機感を抱いてきた.

　繰り返すが,今日,精神科処方薬の過量服薬の防止は,精神科医療におけ

る最も喫緊の問題である．そして，過量服薬と精神科医療の問題を避けてきれいごとの自殺予防を語るのは，無邪気どころではすまない，ほとんど詐欺同然であろう．そのような認識に基づいて，本章では，過量服薬をどう捉え，どう予防し，どう対応すべきかについて述べてみたい．

Ⅱ 過量服薬の理解

1 「故意の自傷」としての過量服薬

　最初に明確にしておく必要があるのは，「過量服薬＝自殺企図」とは限らない，ということである．学校在籍中の生徒を対象とした過量服薬経験者の調査（Rodham et al, 2004）によれば，質問紙を用いて過量服薬の動機を複数選択で調査すると，「つらい気持ちから解放されたかった」（72.6％）が最多であり，次いで「死にたかった」（66.7％），「自分がどれくらい絶望しているのか示したかった」（43.9％）であったという．この結果は，自殺以外の目的から過量服薬をしている者が存在することを示している．

　大学病院の救命救急センターに入院するほど重篤な過量服薬患者でさえ，自殺以外の目的から過量服薬を行っている．図5-2は，ある大学病院の救命救急センターに入院した過量服薬患者を対象に，急性薬物中毒の状態から回復して意識が清明になったところで，今回の過量服薬におよんだ最初の動機を調べた結果である．あらかじめ設定された選択肢から複数回答可で回答を求めたところ，「自殺」の目的から過量服薬した者は全対象の半数しかなかったのである．そして，「自殺」とほぼ同数，「不快感情の軽減（＝「嫌なことを忘れたい」，「このつらい時間を早くやり過ごしたい」）」を目的として過量服薬した者が存在したのである．

　ここで教科書的な定義を持ち出すと，自殺とは，自殺の意図から，致死性の予測（「これくらいやれば死ねるはずだ」という予測）をもって，故意に自らの身体を傷つける行為を指す．一方，狭義の自傷とは，自殺以外の意図（「つらい気持ちを緩和したい」，「自分のつらさを誰かにわかってほしい」な

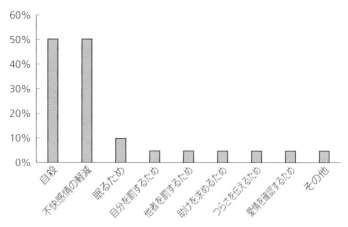

図 5-2 救急救命センターに搬送された過量服薬患者における過量服薬の意図（複数選択可）
（松本ら，他．精神医学．2013; 55）

ど）から，非致死性の予測（「このくらいだったら大丈夫」という予測）をもって，自らの身体を傷つける行為のことである．こうした定義をふまえれば，過量服薬には，自殺として理解すべきものもあれば，狭義の自傷として理解すべきものもあることがわかるであろう．

とはいえ，個々の過量服薬症例に関してそれが自殺企図なのかどうかを鑑別するのは容易ではない．そのような事情から，近年における海外の研究では，自殺と自傷を区別せずに一括し，「故意の自傷 deliberate self-ham (DSH)」(Hawton et al, 2006) という幅広い臨床概念で論じたものが多い．

2 過量服薬の特徴〜自己切傷との共通点・相違点
1) 過量服薬と自己切傷との合併率

一般人口に見られる DSH 行動のなかでは，過量服薬は，リストカットなどの自己切傷に次いで 2 番目に多い方法である．Hawton らの学校調査 (2006) では，過去 1 年以内に DSH 行動におよんだ経験がある生徒のうち，55.3％が自己切傷を，21.6％が過量服薬を行っていたことが明らかに

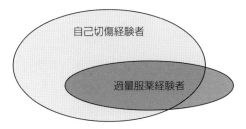

図 5-3　過量服薬経験者と自己切傷経験者との関係

されている．

　過量服薬と自己切傷はしばしば同じ一人の人物に同時に認められる．医療機関の調査では，自己切傷の経験のある女性患者の 67％に過量服薬の経験が認められ（松本ら，2005），過量服薬患者の 7 割あまりに自己切傷の経験が認められたと報告されている（安藤ら，2009）．これらの結果は，過量服薬と自己切傷が共通点の多い，同質な行動である可能性を示唆している．

　とはいえ，同じ DSH 行動といっても，過量服薬は自己切傷よりも「一歩進行した」行動と位置づけるべきかもしれない．たとえば，高校生を対象とした調査（赤澤ら，2012）では，高校生の 11.9％に自己切傷の，そして 4.0％に過量服薬の経験が認められたが，この過量服薬経験者の 82.1％は自己切傷経験者と重複していたことが明らかにされている．また，精神科通院患者を対象とした調査では，過量服薬の経験を持つ自己切傷患者は自己切傷歴が有意に長いことが指摘されている（松本ら，2005）．これらの結果は，どちらかといえば，過量服薬経験者と自己切傷経験者が重複しているというよりも，自己切傷経験者という集団のなかの，よりコアな一群として過量服薬経験者が存在していると理解したほうが，より現実に近いことを示唆している（図 5-3）．

2）過量服薬と自己切傷の共通点と相違点

　英国における学校調査（Rodham K et al, 2004）では，自己切傷と過量服薬のいずれも，最も多い動機は「つらい感情から解放されたかった」という不快感情の緩和であった．しかし，2 番目は，自己切傷では「自分自身を罰

表 5-1 　自己切傷者と過量服薬者によって選択された動機の比較
〔Rodham K, et al. J Am Acad Child Adolesc Psychiatry. 2004; 43 (1) より転載〕

行為の説明のために 選択された動機	自己切傷 % (n/N)	過量服薬者 % (n/N)	χ^2	P
つらい感情から解放されたかった	73.3 (140/191)	72.6 (53/73)	0.01	0.91
自分自身を罰したかった	45.0 (85/189)	38.5 (25/65)	0.8	0.36
死にたかった	40.2 (74/184)	66.7 (50/75)	14.9	< 0.0001
自分がどれくらい絶望しているか 示したかった	37.6 (71/189)	43.9 (29/66)	0.8	0.40
自分が本当に愛されているのか どうかを知りたかった	27.8 (52/188)	41.2 (28/66)	4.1	0.04
周囲の注意を引きたかった	21.7 (39/180)	28.8 (19/66)	1.4	0.24
驚かせたかった	18.6 (35/188)	24.6 (16/65)	1.1	0.30
仕返しをしたかった	12.5 (23/184)	17.2 (11/64)	0.9	0.35

したかった」であったのに対し，過量服薬では「死にたかった」であったという，注目すべき相違がある（表 5-1）.

　この調査では，「その行為を決意してから実行するまでの時間」に関する相違も検討されている. その結果，過量服薬のほうが，自己切傷に比べて，決意してから実行までの時間は長いことが明らかにされている. このことは，過量服薬は，不快感情への衝動的な対処としてだけでなく，何らかの明確な意図に従った準備・計画のもとに実行されていることを示唆し，そこに自殺の意図が含まれている可能性は否定できない.

3) 過量服薬における非致死性の予測

　過量服薬の問題は，たとえ「自殺以外の意図」から行われたとしても，自己切傷に比べて「非致死性の予測」が困難である，という点にある. 自己切傷の場合には，視覚的に傷の大きさや深さ，出血の程度を確認しながら行為

を遂行し，万一，予想よりも切りすぎた場合，その時点で行為を中止することで危険を回避することは，通常可能である．一方，過量服薬の場合，「薬剤を服用しすぎた」と感じて摂取を中止しても，その数時間後にはさらに深刻な事態に陥ってしまう．つまり，結果の発現に時間的な遅延がある．また，身体損傷のプロセスは内部で生じるので観察が難しく，服用した薬剤の種類や相互作用，個体側の身体状態，アルコール併用の有無によって，効果の強度や発現までの時間は大きく変化してしまう．

　過量服薬が非致死性の予測という点で問題があることは，先ほど紹介した，大学病院救命救急センターに入院した過量服薬患者を対象とした研究でも明らかにされている．その研究では，救命救急センターに搬送された過量服薬患者を自殺意図の有無によって2群に分け，両群のあいだでAPACHE IIスコア得点（救命救急センターで広く用いられている医学的重症度評価の指標で，血液検査データ12項目，および呼吸・循環状態に基づいて算出される．得点が高いほど重症）の比較を試みている．その結果，統計学的には有意差は証明されなかったものの，APACHE IIスコアの平均得点はむしろ自殺意図のない群のほうで高かったのである（図5-4）．このことは，たと

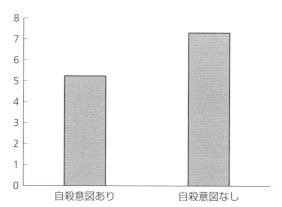

図5-4　救命救急センターに搬送された過量服薬患者における自殺意図の有無によるAPACHE IIスコア得点の比較
（松本，他．精神医学．2013; 55）

え自殺以外の意図から行っても，過量服薬による医学的障害は自殺の意図から行った場合と変わらないことを示している．

　以上をまとめると，過量服薬は非致死性の予測という点において問題があり，狭義の自傷の定義を完全には満たさない行動であるといえる．したがって，自己切傷に比べると自殺により近い DSH として理解すべきであろう．

4) 周囲の反応による強化

　自己切傷の場合，その 96％は 1 人きりの状況で行われ，しかも，その行為は誰にも告白されない傾向があるが（Hawton et al, 2006），それに比べると，過量服薬は周囲に気づかれやすく，解毒処置などのために医学的治療を必要とする事態へと発展しやすい．そのため，周囲の激しい情緒的反応や同情的な態度を引き出しやすく，そのような反応が強化因子として作用し，過量服薬は周囲の人間を巻き込みながら短期間でエスカレートする傾向がある．

❸ 過量服薬におよぶ際の状況

　安藤ら（2009）の研究によれば，救命救急センターに入院した過量服薬患者の多くが無計画もしくは衝動的にその行為におよんでおり，行為直前に誰かに連絡したり，家族や友人が近くにいたりするなど，誰かに発見されたりする可能性のある状況で過量服薬を行っていたという（表 5-2）．こうした傾向は，患者が周囲に対する何らかの意思伝達の意図を持っていることを疑わせる．

　ただし，このことをもって安易に「過量服薬＝パーソナリティ障害患者の操作的・演技的行動」と断定すべきではない．表 5-2 は，過量服薬により総合病院救急外来に搬送されてきた患者のうち，ICD-10 の主診断が F3 の群（「気分障害群」）と F6 の群（「パーソナリティ障害群」）とのあいだで，Beck の自殺意図尺度（SIS; suicide intent scale: Beck et al, 1974）の各項目の回答を比較した結果である（安藤ら，2009）．この結果が示しているのは，項目 10 を除けば，気分障害群とパーソナリティ障害群とのあいだで自殺意図の強さを反映する質問の回答に差がないということである．

表 5-2　気分障害群とパーソナリティ障害群とのあいだにおける自殺意図尺度
(SIS: suicide intent scale)

(安藤，他．精神医学．2009; 51.)

	質問文		気分障害群 N = 20	パーソナリティ 障害群 N = 12
SIS 1	薬を飲んだとき，誰かと一緒にいましたか．誰か連絡のとれるところにいましたか．	誰かと一緒にいた	5.0%	0.0%
		誰かが近くに，または連絡がとれるところにいた	65.0%	83.3%
		誰にも連絡ができない状況だった	30.0%	16.7%
SIS 2	薬を飲んだ時間帯は，飲むことを誰かが気づきそうな時間でしたか．	飲むことを誰かが気づきそうな時間だった	25.0%	50.0%
		飲むことを誰も気づかない可能性があった	45.0%	33.3%
		飲むことをまず誰も気づかない可能性が高い時間だった	30.0%	16.7%
SIS 3	薬を飲むことが誰にも見つからないように注意していましたか．部屋に鍵をかけましたか．	全く注意していなかった	25.0%	41.7%
		人前ではなかったが，部屋にカギはかけていなかった	65.0%	50.0%
		部屋にカギをかけるなど注意していた	10.0%	8.3%
SIS 4	薬を飲んでいる間や飲んだ後に，誰かに助けを得ようとしましたか．	助けてくれそうな人に知らせた	45.0%	50.0%
		助けてくれそうな人に連絡したが，薬を飲んだことは言わなかった	10.0%	8.3%
		いっさい連絡をとらなかった	45.0%	41.7%
SIS 5	自殺する準備や計画がありましたか．	準備していなかった	65.0%	91.7%
		漠然と計画めいたことを考えていた	30.0%	14.3%
		自殺の計画をはっきり立てていた	5.0%	0.0%
SIS 6	遺書は書きましたか．	書かなかった	90.0%	75.0%
		書きかけた	0.0%	0.0%
		遺書は存在する	10.0%	25.0%
SIS 7	薬を飲むことで死んでしまうと思っていましたか．	死なないと思っていた	25.0%	33.3%
		死ぬかどうかわからないと思っていた	55.0%	50.0%
		死ぬと思っていた	20.0%	16.7%
SIS 8	薬を飲むことで死にたいと思っていましたか．	死にたくはなかった	30.0%	33.3%
		生きるか死ぬかわからないと思っていた，または気にしなかった	25.0%	33.3%
		死にたかった	45.0%	33.3%
SIS 9	薬を飲む前にどのくらい悩みましたか．	服薬は衝動的で，まったく悩まなかった	50.0%	41.7%
		1 時間以内くらい悩んだ	5.0%	25.0%
		1 日以内くらい悩んだ	20.0%	16.7%
		1 日以上悩んだ	25.0%	16.7%
SIS 10	現在，助かったことをどう感じていますか．*	回復したことを喜んでいる	15.0%	50.0%
		回復したことを喜んでいるのか悲しいのかわからない	55.0%	31.3%
		回復したことを悲しんでいる	30.0%	8.3%

SIS, suicide intent scale: *, $p < 0.05$

さらに注意すべきなのは，この調査結果が救急医療機関におけるデータであるという点である．Hawton ら（2006）は，過量服薬などの DSH におよんだ者のうち，医療機関に受診するのは 1 割程度であると報告し，受診しなかった 9 割の者は，DSH による身体損傷が軽症であったわけではなく，むしろ自殺念慮の強さが医療機関へのアクセスを妨げていたと指摘している．その意味で，上述した過量服薬者の特徴は，あくまでも救急医療機関にアクセスし得た者の特徴と理解すべきであろう．

4　過量服薬と自殺既遂との関係

　過量服薬自体は比較的致死性の低い自傷の方法である．もちろん，Owens ら（2002）のメタ分析が示しているように，十代における非致死的な DSH エピソードの存在は，10 年以内の自殺死亡リスクを数百倍高めることから長期的には自殺の危険因子となりうるが，過量服薬が自殺死亡の直接的原因となることはまれである．事実，わが国で発生する自殺は，その 60％前後が縊首によるものであり，服毒による自殺はわずかに 3 ～ 5％を占めるにすぎない（内閣府，2011 年）．

　しかし，過量服薬の危険性は，服薬した薬剤の薬理作用がもたらす酩酊にある．酩酊は抑制を解除し，衝動性を高めて，しらふではとても考えられないような行動を惹起する．実際に何人もの患者から，「最初は躊躇しながらおそるおそる 1 錠ずつ錠剤を口に運んでいたはずが，ラリッてくるうちに気が大きくなって，それこそ手元にある錠剤を手づかみで口のなかに放り込んでいました」という話を聞いたことがある．

　酩酊はまた死に対する恐怖感を弱め，ものの考え方，感じ方を自暴自棄的なものへと変質させる．たとえば，「死にたいくらいつらい」事態に遭遇し，その事態が引き起こす感情的苦痛を忘れて寝てしまおうと，処方薬の錠剤をまとめて過量に口に放り込んだとしても，酩酊したなかで投げやりな思考をするようになり，考えが「こんなしんどい人生，生きんのめんどくせーな」→「このまま死んでもいいかなぁ」→「そうだ，いっそこのまま死ぬか」

と変化していくことがある．Joiner ら（2009）の表現を借りれば，酩酊は自殺潜在能力を一時的に著しく高め，死や疼痛に対する恐怖感を鈍らせるとともに，感情的苦痛を自殺願望にまで引き上げ，致死的行動を起こしやすくするのである．

　ここに，過量服薬の危険性を考えるうえで無視できない調査結果がある．われわれが行ってきた心理学的剖検研究では，最期の行動におよぶ直前まで精神科治療を受けていた自殺既遂者の多くが，最終的な致死的行動（縊首や飛び降りなど）の直前に処方薬を過量摂取していたことが明らかにされたのである（Hirokawa et al, 2012）．

　この結果は，過量服薬による酩酊が脱抑制状態や衝動性の亢進をもたらし，そのような状況のなかで縊首などの致死的行動が引き起こされた可能性を示唆している．この自殺者の主治医を務めていた精神科医は，おそらくは患者の命を守ろうとして治療薬の処方をしていたと推測されるが，皮肉にも処方薬は「崖っ縁に立つ人の背中を押す」効果を発揮してしまったわけである．

5　向精神薬依存との関係

　過量服薬による自殺企図は，ベンゾジアゼピンならびにその近縁薬剤を中心とする向精神薬依存と連続的な関係にある．一般に薬物依存患者は自殺のハイリスク群であるが，そのなかでもベンゾジアゼピン類の依存患者は特に自殺リスクが高い（松本ら，2010）．実際，患者の多くが，1 年以内に複数回の自殺企図におよんでおり，しかも，その手段の大半が，彼らが日常的に乱用しているベンゾジアゼピン類の過量服薬であった（松本ら，2011）．このことは，救命救急センターでの調査結果とも一致している．大倉ら（2008）によれば，過量服薬によって救命救急センターに搬送される患者が最も多く服用していた薬剤は，その依存性が問題視されているベンゾジアゼピン類であったという．

　これらのことは，過量服薬による自殺企図患者と向精神薬乱用・依存患者

とは，相互に重複しており，向精神薬依存と過量服薬による自殺企図とのあいだには連続的な関係がある可能性を示唆する．もしかすると，日常的なベンゾジアゼピン類の依存的使用が過量服薬のリハーサルとしての役目を果たし，自殺に対する心理的抵抗感を減弱させるのかもしれない．

Ⅲ 過量服薬の予防

1 ハイリスク患者の同定

過量服薬を予防するには，まず過量服薬をするリスクの高い患者に対して，過量服薬されやすい薬剤，あるいは，過量服薬時に生命的に危険な薬剤を処方しないことが重要である．

過量服薬に関する患者側のリスク要因としては，以下の特徴があげられる．

- 自己切傷，過量服薬の既往
- 物質乱用・依存の存在
- 行為障害，パーソナリティ障害の存在
- 摂食障害の存在
- 解離性障害の存在
- 家族と同居していない，同居していても無理解や陰性感情に曝されており，本人が主観的に孤立無援感を抱いている
- 直接・間接に深刻な暴力に曝露された経験がある（虐待やいじめ被害，家族間暴力場面を繰り返し目撃する，家族の DSH 行動場面への曝露）

上述したリスク要因のうち，摂食障害とトラウマ関連問題は特に重要なので，以下に説明を補足しておく．

1) 摂食障害

筆者らの研究（松本ら，2006）では，自己切傷患者における治療開始1

年以内の過量服薬などの DSH 行動の予測因子は，17 歳以前における性的虐待の既往と，摂食障害の自記式評価尺度（日本語版大食症質問票 bulimia investigatory test of Edinburgh; BITE，中井ら，1998）が高得点（神経性大食症診断のカットオフである 25 点以上）であった．また，治療開始後 3 年以内における深刻な DSH 行動の予測因子としては，BITE 高得点，アルコール・市販薬乱用のエピソード，17 歳以降の性犯罪被害体験が同定された（松本ら，2008）．

　これらの研究からもわかるように，自己切傷患者の DSH 行動にかかわる要因として摂食障害症状は重要な役割を果たしている．ただし，注意すべきなのは，この場合の摂食障害とは必ずしも臨床診断を意味せず，あくまでも自記式評価尺度である BITE によって把握される，潜在的な神経性大食症傾向である．神経性大食症は，体重や体型に顕著な変化を生じにくいので，神経性無食欲症に比べると看過されやすいが，患者のなかには，夜間の過食を抑えようとして日常的に睡眠薬の過量服用をしている者が意外に少なくなく，そのような者の場合，過量服薬に対する抵抗感は低い可能性がある．あるいは，激しい過食・嘔吐や緩下剤乱用を通じて，自殺潜在能力が高まり，DSH 全般に対する心理的抵抗感が減弱している可能性もあろう．

2）トラウマ関連問題

　過量服薬患者と向精神薬依存患者に共通しているのは，幼少期の虐待経験や成人後の性犯罪被害，あるいはドメスティック・バイオレンス被害など，トラウマ関連の問題を抱えている者が多いという点である．

　そのなかでも特に注意する必要があるのが，解離症状を呈するトラウマ関連障害である．たとえば，外傷後ストレス障害患者でフラッシュバックの頻発に苦しんでいる者，あるいは，解離性同一性障害患者で，主人格の意に反した破壊的な交代人格への変換を強引に抑え込もうとする者は，過量服薬におよぶことが少なくない．こうした患者は，たとえ短い時間でも熟睡すればフラッシュバックが消失したり，主人格に戻ったりできることを経験的に知っており，何とかして「眠ろう」として睡眠薬を追加服用しているうち

に，予期せぬ大量服薬となってしまうのである．

　ちなみに，このような患者の特徴は，日頃より執拗に「頭痛」を訴え，市販鎮痛薬を乱用していることが多い．その意味では，頭痛と市販薬乱用の存在は過量服薬ハイリスク患者の重要な指標といえるかもしれない．

2　薬物療法の注意点

　すでに述べたように，過量服薬される薬剤として最も多いのはベンゾジアゼピン類である（大倉ら，2008）．したがって，その処方には一定の慎重さが必要であるのは，いまさらいうまでもない．

　過量服薬によって致死的な結果をもたらしうる薬剤の処方にも注意する必要がある．炭酸リチウムや三環系抗うつ薬を処方する際には，患者の過量服薬リスクを十分に評価したうえで慎重投与としたい．

　ベゲタミン®のように強い呼吸抑制効果を持つバルビツレート系催眠薬を含む合剤は，いかなる場合でも禁忌と考えるべきである．Andoら（2014）の研究によれば，救命救急センターに入院した過量服薬患者のなかで誤嚥性肺炎の発症と自殺既遂による死亡のリスクを著しく高めているのは，服薬した薬剤にベゲタミン®が含まれているという．また，東京都監察医務院の報告によれば，薬物中毒死の原因に関与した薬剤として，遺体からフェノバルビタール，クロルプロマジン，プロメタジンというベゲタミン®の内容成分が検出される数は年々増加しているという（福永，2010）．筆者は，いまだこの薬剤が処方され続けているわが国の精神科医療の現実を，非常に残念に思っている．

3　診療全体の注意点

　診療において心がけるべきなのは，まずもって向精神薬乱用・依存をつくりださないことである．精神科医にとっては耳の痛い話であるが，向精神薬乱用・依存患者の約84％は精神科治療の過程で乱用・依存を発症しており，75％は現在も乱用薬物を精神科医から「処方」という合法的な手続きで

入手している現実がある（松本ら，2011）.

筆者ら（松本ら，2012）は，精神科治療の過程で向精神薬乱用・依存を呈した患者が，一般精神科で受けてきた診療内容を調査したことがある．その結果，診療時間や通院頻度にはこれといった特徴的が認められなかったが，多くの患者において，その担当医の処方行動に以下に列挙する問題が認められることがわかった.

- 乱用者のあいだで一種の「ブランド」化されて人気を集めている薬剤や依存性の強い薬剤（フルニトラゼパム，トリアゾラム，エチゾラム，ゾルピデム，ベゲタミン®など）を不用意に処方している.
- フライング処方を繰り返している（4週間分処方したにもかかわらず，2週間目に来院した患者に再度4週間分処方している）.
- 無診療投薬（いわゆる「薬のみ外来」）を繰り返している.

これらの処方行動は，医師側の無配慮によって患者の薬物乱用傾向を引き出し，発展させたといわれても，反論できないものであろう．なかでも，最後の「診察なしの処方」に至っては，厳密には無診療投薬として医師法で禁じられている行為である.

以上の調査結果は，向精神薬乱用・依存には精神科医の側にも十分に責任があることを示している．これまで向精神薬乱用・依存に関する精神科医側の見解といえば，「困ったことに，一部のパーソナリティ障害患者が処方薬を乱用する」などと，責任を患者側になすりつけるというのがお決まりのパターンであったが，実際には，その発言は明らかに責任転嫁であったといえるであろう．われわれ精神科医は，「白衣を着た売人」と呼ばれないように，薬剤の処方には慎重を期する必要がある.

それから，安易な頓服薬の使用にも注意する必要がある．精神科病棟でしばしば見られる光景として，夜勤帯に入院患者が不安を訴えてナースステーションを訪れると，看護師がろくに話も聞かずに医師から指示された不安時頓服薬を患者に手渡し，15分後，患者が再び不安を訴えに来ると，今度は別の看護師が，面倒くさそうに第2の頓服薬を手渡す……という場面があ

る．実は，こうしたやり取りを通じて，患者は，感情的苦痛を誰かに言葉で伝えるのではなく，薬で「心に蓋をする」という不適切な対処を学習しているのである．もちろん，同じ現象は外来診療でも起こっている．

なお，これまで述べてきたことと矛盾するようではあるが，すでに多剤大量療法となっていて，過量服薬や向精神薬依存を呈する患者の減薬治療は，慎重かつ丁寧に進める必要がある．過量服薬や向精神薬依存を呈する患者のなかには，幼少時からの有形無形の暴力に翻弄され，制圧されてきた生活史を持つ者が少なくなく，「死にたいくらいつらい感情」に対処するために処方された向精神薬を乱用してきた者は少なくない．急激な減薬により，被害場面のフラッシュバックや解離症状が悪化した患者が，衝動的に自殺行動におよぶことがある．

過量服薬の危機介入

1 救急医療機関との連携

実際に過量服薬が生じた場合，服用した薬剤の量と種類によっては，救急医療機関で対応してもらうことになる．一部で「過量服薬くらいは精神科で対応すべき」という意見もあるが，精神科患者といえども，今日における平均的水準の医療を受ける権利はあり，精神科医療機関の多くはその点では心もとないのがわが国の現状である．

しかし，その際に救急医への礼儀を失することがあってはならない．筆者自身が救急医から直接聞いた限りでは，過量服薬患者の治療をしていてその精神科主治医に対して最も怒りを感じるのは，「問い合わせても迅速に診療情報提供書がもらえない」，「退院の際にこちらから出した診療情報提供書に対する返信がない」ということである．もはやこれは医療以前の常識の問題である．

それから，救急医が抱く怒りの何割かは，精神科治療プロセスの不透明さに起因している．したがって，診療情報提供書や返信状では，丁寧な感謝の

言葉とともに，治療状況に関する説明や今後の対応についても触れておくなどの工夫が必要である．

2 過量服薬患者のアセスメント

過量服薬後における最初の精神科診察は，情報を収集する場としてきわめて重要である．過量服薬におよぶ直前の数日間の生活を丁寧におさらいするだけでも，これまで主治医として見落としていた患者の問題を包括的に把握し直すことができる．

まずは，「なぜ今回，過量服薬に至ったのか」という動機を明らかにしなければならない．特に重要なのは，その過量服薬が自殺の意図によるものなのか，あるいは，不快感情への対処，あるいは，他者の行動を変化させることを意図したものなのかを判断することである．さらに，動機が自殺の意図によるものであれ，自殺以外の意図によるものであれ，必ず先行して何らかの困難や苦痛（対人関係のトラブル，あるいは家族問題や経済的問題など）が存在するはずである．そのような困難や苦痛を同定し，解決の方策を考えなければならない．

なお，自殺意図の評価に際しては，援助者は患者の自殺意図を過小評価する傾向があることを忘れてはならない．Hawton ら（2006）は，「患者が過量服薬の理由について『死にたかったら』と供述しても，援助者は，『誰かが自分を愛してくれているかどうかを確かめるため』，あるいは，『誰かの行動を変えるため』と捉える傾向がある」と指摘している．こうした過小評価は，自殺意図という重苦しくやっかいな問題に対して，援助者のなかで無意識の否認が働くことによって生じる．

3 近い将来における再企図リスクの評価

近い将来における再企図リスクを評価するためには，今回の過量服薬に際しての動機を把握するだけでは十分ではない．当たり前の話であるが，現在の自殺念慮と近い将来の自殺意図についても質問しなければならない．

その際，患者が自殺念慮を否定したとしても安心はできない．Ando ら（2013）が行った追跡研究では，救命救急センターを退院した過量服薬患者の1年以内の再企図率は42％であった（既遂率は3％）が，こうした再企図に影響に与える要因として3つの変数が同定されている．そのうちの2つが，「過去における致死性の高い手段・方法による自殺企図の既往」と「境界性パーソナリティ障害の診断」であった．

　しかし，再企図に関する最も有力な予測因子は，意外な変数であった．それは，入院中の面接における，「自殺をもはやまったく考えていない」という回答であったのである．自殺が切迫し，その意図が強固となった状況では，自らの計画を妨害されないように，むしろ自殺意図は隠蔽される傾向がある．したがって，近い将来における自殺意図の評価には，第2章で紹介した Shea（2002）の CASE（Chronological Assessment of Suicide Event，自殺イベントの時系列アセスメント）アプローチを用いる必要があろう．

❹ 過量服薬患者のマネジメント

　将来における自殺行動の減少という観点からいえば，過量服薬した患者を叱責，説教するよりも，評価できる行動を支持するほうが効果的である．たとえば，過量服薬してしまった後に医療機関に相談したり，救急車を要請したりするのは，「最悪ではない対処」として支持すべきである．

　また，対応の選択肢として，精神科入院は必ず考慮されるものの一つであるが，入院治療の目的について慎重に検討しなければならない．もしもその入院がある種の「懲罰」や物理的な拘束だけを目的としているのであれば，自殺を延期させる以上の効果は期待できないであろう．マネジメントにおいて重要なのは，背景にある現実的困難の解決に向けたソーシャルワークと，感情的苦痛への対処スキルの向上である．そのために精神科病棟という安全な環境が必要であれば，入院を決断すればよい．

　いずれにしても，処方内容の大々的な見直しは必須である．少なくない救急医が，「患者が過量服薬を繰り返しても処方を何も変えず，依然として

患者に長期処方や多剤大量療法を続ける精神科医」に疑いと怒りを感じている．依存性のある薬剤，意識水準を低下させることでかえって衝動性を高めている薬剤，賦活効果により情動を不安定にしている薬剤，大量摂取で致死的な結果をもたらしうる薬剤などを中止し，できるだけシンプルな処方内容へと変更する．

　また，患者が一度に大量の薬剤を手にすることがないように，当面は患者に週1〜2回といった短い間隔での通院を指示する必要もある．なお，この頻回通院は，患者に対する随伴性マネジメントとして機能し，過量服薬の再発予防効果も期待できる．

Ⅴ　おわりに

　精神科薬物療法の進歩が，今日における精神科医療と地域精神保健の展開に大きな貢献をしてきたことについては，疑いをさしはさむ余地はない．しかし同時に，新たな問題を発生させたのも事実であり，その一つが本章でとりあげた過量服薬である．

　とはいえ，今日，いっさいの薬物療法をせずに精神科治療を行うことは現実的ではない．そもそも精神科の患者自体が自殺ハイリスク集団であり，過量服薬による自殺企図を完全に防ぐことなど不可能に近い．実際，多少とも臨床経験のある精神科医で，「自分の患者は絶対に過量服薬などしない」と断言する者がいたとすれば，その人物は明らかに「モグリ」であろう．

　誤解をおそれずにいうが，筆者は，患者に過量服薬をされること自体は，主治医として必ずしも恥ずべきことだとは思わない．大切なのは，発生した過量服薬の一つ一つを丁寧に振り返り，そこから多くを学んで，将来の過量服薬を減らす努力をすることである．問題とすべきは，過量服薬の背景にある動機や困難を同定しようとせず，漫然と同じ処方を続ける精神科医である．このタイプの医師のことをもはや「精神科医」と呼んではならないだろう．

【文献】

- 赤澤正人，松本俊彦，勝又陽太郎，ほか（2012）若年者の自傷行為と過量服薬における自殺傾向と死生観の比較．自殺予防と危機介入，32：34-40.
- 安藤俊太郎，松本俊彦，重家里映，ほか（2009）うつ病性障害患者とパーソナリティ障害患者における過量服薬の臨床的相違．精神医学，51：749-759.
- Ando, S., Matsumoto, T., Kanata, S., et al.（2013）One-year follow up after admission to an emergency department for drug overdose in Japan. Psychiatry. Clin. Neurosci., 67: 441-450.
- Ando, S., Yasugi, D., Matsumoto, T., et al（2014）Serious outcomes associated with overdose of medicines containing barbiturates for treatment of insomnia. Psychiatry. Clin. Neurosci., 68: 721.
- Beck, R.W., Morris, J.B., Beck, A.T.（1974）Cross-validation of the Suicidal Intent scale. Psychological reports 34: 445-446.
- 福永龍繁（2010）監察医務院から見えてくる多剤併用．精神科治療学，27：149-154.
- Hawton, K., Rodham, K., Evans, E.（2006）By Their Own Young Hand: Deliberate Self-harm and Suicidal Ideas in Adolescents. pp21-39, Jessica Kingsley Publisher, London（松本俊彦・河西千秋監訳「自傷と自殺―思春期における予防と介入の手引き」，金剛出版，東京，2008）.
- Hirokawa, S., Matsumoto, T., Katsumata, Y., et al.（2012）Psychosocial and psychiatric characteristics of suicide completers with psychiatric treatment before death: A psychological autopsy study of 76 cases. Psychiat. Clin. Neurosci., 66: 292-302.
- 松本俊彦，山口亜希子，阿瀬川孝治，ほか（2005）過量服薬を行う女性自傷患者の臨床的特徴：リスク予測に向けての自記式質問票による予備的調査．精神医学，47：735-743.
- 松本俊彦，阿瀬川孝治，伊丹　昭，ほか（2006）自傷患者の治療経過中における「故意に自分の健康を害する行為」：1年間の追跡調査によるリスク要因の分析．精神医学，48：1207-1216.
- 松本俊彦，阿瀬川孝治，伊丹　昭，ほか（2008）自己切傷患者における致死的な「故意に自分を傷つける行為」のリスク要因：3年間の追跡調査．精神神経誌，110：475-487.
- 松本俊彦，松下幸生，奥平謙一，ほか（2010）物質使用障害患者における乱用物質による自殺リスクの比較―アルコール，アンフェタミン類，鎮静剤・催眠剤・抗不安薬使用障害患者の検討から―．日本アルコール・薬物医学会誌，45：530-542.
- 松本俊彦，尾崎　茂，小林桜児，ほか（2011）わが国における最近の鎮静剤（主としてベンゾジアゼピン系薬剤）関連障害の実態と臨床的特徴――覚せい剤関連障害との比較――．精神神経誌，113：1184-1198.
- 松本俊彦，成瀬暢也，梅野　充，ほか（2012）Benzodiazepines 使用障害の臨床的特徴とその発症の契機となった精神科治療の特徴に関する研究．日本アルコール・薬物医学会雑誌，47：317-330.

- 松本俊彦，井出文子，銘苅美世（2013）過量服薬は自殺と自傷のいずれなのか：自殺意図の有無による過量服薬患者の比較．精神医学，55: 1073-1083.
- 内閣府（2011）平成23年度版内閣府自殺総合対策白書，内閣府，2011.
- 中井義勝，濱垣誠司，高木隆郎（1998）大食症質問表 Bulimia Investigatory Test, Edinburgh（BITE）の有用性と神経性大食症の実態調査．精神医学，40: 711-716.
- 大倉隆介，見野耕一，小縣正明（2008）精神科病床を持たない二次救急医療施設の救急外来における向精神薬過量服用患者の臨床的検討．日本救急医学会誌，19: 901-913, 2008.
- Owens, D., Horrocks, J., House, A. (2002) Fatal and non-fatal repetition of self-harm. Systematic review. Br. J. Psychiatry, 181, 193-199.
- Rodham, K., Hawton, K., Evans, E. (2004) Reasons for deliberate self-harm: comparison of self-poisoners and self-cutters in a community sample of adolescents. J. Am. Acad. Child. Adolesc. Psychiatry, 43: 80-87.
- Shea, S.C. (2002) The Practical Art of Suicide Assessment: A Guide for Mental Health Professionals and Substance Abuse Counselors, Wiley, Hoboken（松本俊彦監訳「自殺リスクの理解と対応—「死にたい」気持にどう向き合うか」，金剛出版，2012).
- 武井　明，目良和彦，宮崎健祐，ほか（2007）総合病院救急外来を受診した過量服薬患者の臨床的検討．総合病院精神医学，19: 211-219.

第6章
心理学的剖検から見えてきた自殺の危険因子

I はじめに

　決して自慢になる話ではないが，筆者が精神科医として経験した，患者の自殺や自殺未遂は，決して少ない数ではないと思う．把握している範囲でも自殺既遂した患者が数名おり，自殺未遂に至ってはもはや数えることは不可能である．

　だからといっては変だが，勝手に自殺のことを「わかった」気になっていた．しかし，心理学的剖検 psychological autopsy という自死遺族からの聞き取りによる自殺既遂者の調査にかかわるようになってから，そのような虚勢を張ることができなくなった．むしろ「わからない」ということを素直に認められるようになった気がしている．

　結局のところ，心理学的剖検にかかわる以前の筆者は，患者の自殺ときちんと向き合わずに逃げていたのであろう．ふりかえってみれば，その都度，自殺した患者の診療録を読み返し，自分の治療や故人の生きざまを再検討するなどといったことは，無意識のうちに避け続けてきたような気がする．ときには，四十九日を終えた頃，診察室に挨拶に来てくれる遺族もいたが，そのときの筆者は，それこそ脅えながら遺族の顔を上目づかいで眺め，かろうじておくやみの言葉を絞り出すのがやっとというありさまで，遺族とともに故人の病状や治療をふりかえるなどということは到底できなかった．おそらく筆者もまた衝撃を受け，傷つき，精神科医としての自信を喪失していたの

104 　もしも「死にたい」と言われたら

であろう．いや，正直にいえば，遺族を前にして訴訟を警戒するという姑息な自分もいたはずである．そして，ご遺族が去ると，心のなかのある部分を厳重に封印し，何事もなかったような顔をして次の患者を診察室に招き入れるだけであった．

　筆者が自殺について深く考えるようになるには，やはり心理学的剖検を経験する必要があったのだ，といまさらながら思う．というのも，心理学的剖検の際，少なくないご遺族が故人の遺書や写真，自殺直前までの家族・恋人とのメールや LINE のやりとりの記録，あるいは，インターネットの履歴などの情報を提供してくれるが，そうした生々しい記録が，筆者の脳裏に故人が自殺に至る直前に見たであろう光景を再生し，一種の追体験をさせるからである．それだけではない．その追体験されたイメージは，筆者の心のなかの封印をほどき，脳裏に，自殺したかつての患者の姿を蘇らせる．それは，悔恨や反省，痛みを伴うものの，新たな気づきが得られる体験でもある．いまのところ，その気づきを学術論文やその他の文章として表現できないでいるが，筆者の自殺研究に対するモチベーションの根拠になっていることだけは間違いない．筆者は，精神科医としての修練の最終仕上げとして精神鑑定の経験が有意義であるのとまったく同じように，心理学的剖検の経験にも大きな意義があると考えている．

　さて，本章では，心理学的剖検研究の歴史，ならびに，自殺の実態を解明するうえでの意義と課題を論じ，そのうえで，海外における心理学的剖検研究の動向，さらには，筆者がかかわってきた心理学的剖検研究から見えてきた知見を紹介したいと思う．

　「自殺リスクの評価と対応に関する本の最後に，なぜ研究の話を？」と訝しく思うかもしれない．しかし，自分なりには理由がある．それは，自殺リスク評価において「危険因子」といわれているものが，どのような研究によって同定されてきたのかを理解しておくことがとても大切だと思うである．

Ⅱ 心理学的剖検とは？

　心理学的剖検という研究手法が広く知られることとなった契機は，2007年6月に閣議決定された自殺総合対策大綱（以下，大綱）によってであろう．そこには，「社会的要因を含む自殺の原因・背景，自殺に至る経過，自殺直前の心理状態等を多角的に把握し，自殺予防のための介入のポイント等を明確化するため，いわゆる心理学的剖検の手法を用いた遺族等に対する面接調査等を継続的に実施する」と明記されている．同様の文言は，2012年8月に改正された同大綱にもある．実は，自殺の実態調査における一研究手法の名前にすぎないこの言葉がこうして行政文書のなかに明記されるというのは，きわめて異例なことである．

　まずは，以下に心理学的剖検の歴史を簡単にふりかえってみたい．

1　心理学的剖検の起源

　心理学的剖検という概念は，1958年，ロサンゼルス自殺予防センターの共同創設者である Shneidman と Farberow が考え出したものである（Shneidman, 1985）．当初は，不審死の死因を明らかにするために行われた．たとえば，薬物の過量服薬により死亡した場合，事故死なのか自殺なのかがにわかには判じがたい場合がある．そこで，検死官や監察医の依頼を受けた心理学者が，自殺者の遺族や職場の同僚，友人などから自殺前の言動を詳細に聴取し，故人の「意図」を検証することで，検死官や監察医による判断に貢献するのである．その意味では，「剖検」といういささか陰惨な印象の名前は，その起源における目的を反映したものであったといえるであろう．

　Shneidman（1985）は，この手法が自殺に至るプロセスと自殺直前の心理状態を理解するのに有用であることに気づいた．彼は，遺族や同僚，友人，主治医との対話をもとに自殺者の人生を多角的に検討するなかで，持続する「精神痛 psychache」と「心理的視野狭窄 constriction」によって，人が自殺

106　もしも「死にたい」と言われたら

に追い詰められていくプロセスを明らかにした。その具体的な方法は、彼の著作『Autopsy of A Suicidal Mind』（2004）で知ることができる。

2 自殺の実態解明研究への応用

Shneidman の気づきを端緒として、心理学的剖検は自殺の実態を解明するための研究手法として広く実施されるようになった。大規模な数の自殺者を対象として自殺の実態を明らかにするには、Shneidman のような卓越した臨床家個人の尽力では限界がある。といって、面接調査を行う者の技量によって得られる情報に差が出てしまうのもまた問題である。そこで、面接調査票を用いて、あらかじめ決められた質問を順次行っていくという構造化面接や半構造化面接が採用されるようになったわけである。

そのようにして多数例に対する心理学的剖検研究を最初に行ったのは、米国の Robins ら（1959）である。彼らは、早くも 1959 年には構造化面接を用いて 134 例の自殺者を調査し、その 90％が精神障害に罹患していたこと、60％近くが生前に自殺念慮を訴えていたことを明らかにした。これ以後、世界各国で心理学的剖検による研究が行われるようになったのである。

Ⅲ なぜ心理学的剖検研究が必要なのか ——他の研究手法との比較

ここまで心理学的剖検が生まれた歴史的背景を簡単に述べてきたが、そうはいっても、この研究手法は時間と労力を要し、そしてある意味でまわりくどい手続きで情報収集を行う方法である。筆者らも様々な場面で、様々な人たちからその点について多数の質問を受けてきた。いわく、「なぜわざわざ遺族から情報を収集しなければならないのか？」、「そもそも自死遺族はそのような調査に快く協力してくれるのか？」、「他にもっと効率的でエビデンスレベルの高い研究方法があるのかではないか？」……などなど。

そこで以下に、なぜ心理学的剖検という方法による研究が必要なのかにつ

§6 心理学的剖検から見えてきた自殺の危険因子 | 107

いて説明したい.

1 コホート研究の問題点

　自殺既遂者の実態を解明するには，いくつかの方法がある．そのなかでも最もエビデンスレベルの高い研究手法はといえば，いうまでもなくコホート研究である．しかし，コホート研究の手法で自殺のような発生率の低い事象に関する危険因子を明らかにするには，かなり大規模な地域住民サンプルを相当な長期間にわたって追跡していく必要がある.

　問題は，このような調査を実現するには気が遠くなるほどの時間とマンパワー，さらには莫大な予算が必要となるということである．もちろん，自殺対策に限らず，わが国の精神保健サービスをより科学的かつ効率的なものとするうえで，このような大規模コホート研究が望まれることは論をまたないが，研究成果が出るまでの数年から十数年のあいだ，何らかの対策も講じないというのは現実的ではない.

2 自殺未遂者研究の問題点

　もう少し現実的な研究手法としては，自殺既遂者に近似するサンプルとして自殺未遂者を対象として，その背景要因や自殺に至るプロセスを分析するというものがある．この手法の長所は，対象にアクセスしやすく（救命救急センター），対象者本人からの情報収集ができるという点である.

　しかし，やはりこの手法にも問題がある．既遂者と未遂者とでは自らの身体を傷つけるのに用いた手段・方法に明らかな相違がある．また，致死性の高い手段を用いながらも一命を取り留めたというような，非常に重症の自殺未遂者に対象を限って分析を行っても，既遂者とは性構成や背景にある精神障害の診断に相違が認められることが指摘されている．すなわち，未遂者は既遂者に比べて女性の割合が高く，若年であり，背景にある精神障害診断において気分障害の割合が高く，統合失調症の割合が低いのである（Suresh Kumar, 2004）．また，自殺者の遺書を対象とした研究でも，既遂者の遺書

108　もしも「死にたい」と言われたら

は未遂者のものに比べて自責感情が強く表出されているという指摘もある（Brevard et al, 1990）．このような相違を考慮すると，未遂者から得られた知見をそのまま既遂者に適用することには慎重とならざるを得ない．

❸ マクロ統計の問題点

さらに現実的で比較的容易な方法がある．それは，警察庁の「自殺の概要資料」や厚生労働省の人口動態統計を用いた分析手法である．この手法は，全数統計であるがゆえに，対象の代表性という点で他の手法の追随を許さない．

しかし，これらのマクロ統計が把握できる自殺既遂者の背景にある問題は限られている．たとえば，人口動態統計では，自殺死亡という「事実」を正確に把握することができるものの，自殺の「原因および背景」について知ることはできない．

その点では，警察庁の「自殺の概要資料」，職業や自殺の原因・動機に関する情報が含まれているという理由から，人口動態統計よりも優れている．しかし，その原因・動機とは，死因究明の結果，自殺と判断された場合に，事前に設定された「家庭問題」，「健康問題」，「経済・生活問題」，「勤務問題」，「男女問題」，「学校問題」などの項目群から，警察官が判断し，選択したものであって，正確性を欠くという限界がある．

❹ 心理学的剖検の限界

以上のことをふまえると，心理学的剖検という手法が自殺の実態解明に一定の役割を果たす意義が理解できるであろう．

もちろん，Pouliot と De Leo（2006）が指摘しているように問題点は決して少なくはない．すなわち，自殺既遂者遺族のうちこの調査への協力に同意する者は一部に限られており，対象の代表性に問題がある．また，家族のいない単身生活者の自殺に関しては，そもそもこの手法による解析の対象とはならないし，既遂者自身からの供述が得られない以上，既遂者自身が家族に

も告げていない情報について収集しようがない．さらに，遺族による想起に様々なバイアスが混入する余地もある．

こうした限界にもかかわらず，現状では，得られる情報の詳細さと実現可能性という点で，既存の他の研究手法にはない利点があり，世界各国で自殺の実態を解明する調査手法として広く実施されている．

Ⅳ 海外における心理学的剖検研究の動向

心理学的剖検による自殺者の研究は，海外の多くの国において自殺の実態把握の目的から実施され，国家的対策を実行するうえで大きな寄与をしてきた（Scott et al, 2006）．これらの研究は，その研究デザインから第 1 世代の研究と第 2 世代の研究に分類することができる．

1 第 1 世代の心理学的剖検研究

第 1 世代の研究は，対照群をおかずに，自殺事例に関する遺族からの聞き取り調査をもとにした記述的な研究を中心としたものであり，1950 年代末の Robins ら（1959）の研究から始まるが，なかでも有名なのはフィンランドにおける国家をあげての心理学的剖検である．

フィンランドでは，国立公衆衛生院を中心に，1,000 人の共同研究者を擁する調査プロジェクトが発足され，1987 〜 1988 年の 2 年間に国内の全自殺者の 96％にあたる 1,397 人の遺族，さらには自殺直前に自殺者と会った医療関係者に対する面接調査が行われた．その結果，自殺者の 93％が最後の行動におよぶ前に何らかの精神障害に該当する状態にあり，なかでも，そのうちの 8 割がうつ病，アルコール依存症，もしくはその両者の合併であることが明らかにされた（Lönnqvist et al, 1995）．また，そのような精神障害に罹患した状態にあった者の大半が適切な精神科治療を受けていなかったことも明らかになった．これらの知見は，2002 年までに自殺率を 30％減少させることに成功したフィンランドの国家戦略の基礎となったばかりでな

110 もしも「死にたい」と言われたら

く，すべての自殺者遺族が協力するという驚異的状況のなかで，国民の問題意識が高まるという副次的効果も大きかったと指摘されている（本橋ら，2006）.

2 第 2 世代の心理学的剖検研究

1990 年代以降になると，心理学的剖検は第 2 世代といわれる，心理学的剖検による症例・対照研究が主流となった. 年齢・性別を一致させた事故死事例や生存事例を対照群として自殺事例を検討する方法には，自殺の危険因子を疫学的に同定できるというメリットがある.

Arsenault-Lapierre ら（2004），Scott ら（2006），Yoshimatsu ら（2008）によれば，海外にはすでに 24 もの心理学的剖検による症例・対照研究が存在しており，ほとんどの研究が，自殺者の 80 〜 90％が行為前にはうつ病やアルコール・薬物依存症などの精神障害に罹患していたことを明らかにしているという. また同じ精神障害罹患者の比較では，対照群に比して精神障害の重症度に差はないにもかかわらず，自殺事例では精神科治療を受けていないことが多く，精神科治療が自殺予防につながる可能性が示唆されている（Arsenault-Lapierre et al, 2004）. さらに，過去における自傷行為歴，家族内葛藤，経済的困難，犯罪歴，身体疾患への罹患，近親者における自殺者の存在，過去 1 年以内における非飲酒時の暴力行動，社会的孤立，自殺 2 日前以内の対人葛藤などが，自殺の危険因子として報告されている（Arsenault-Lapierre et al, 2004: Cavanagh et al, 2003: Phillips et al, 2002）.

このように第 2 世代の研究では，実に多くの危険因子が同定されているが，重要なことは，多くの研究が自殺には複数要因が関与していることを明らかにしている点である. その最たるものは，「自殺事例の特徴は，個々の危険因子の有無以上に危険因子総数の多さにある」ことを明らかにした，Phillips ら（2002）による大規模な症例・対照研究であろう. これらの知見は，自殺予防のためには，多方面におよぶ危険因子に対して様々な角度——

保健医療，福祉，教育，経済など——からの介入が必要であることを示唆している．

わが国における心理学的剖検の現状

わが国における心理学的剖検研究はまだ黎明期にある．かつてわが国で試みられた心理学的剖検研究としては，1990年代前半に張（2006）により実施されたものがあり，海外の先行研究と同様，自殺者の90％近くが行為前には精神障害に罹患していたことを報告している．

しかし，この調査の対象は，1救急医療機関に搬送された全自殺死亡者94例中の25事例に限定されたものであった．単一施設での調査であるという限界もさることながら，救命救急センターで死亡が確認される自殺既遂者は，全自殺既遂者の一部にとどまることを考慮すれば，対象の代表性に大きな課題を抱えた調査であった．

そこで，国立精神・神経医療研究センター精神保健研究所では，2005年より，将来における全国的な心理学的剖検の実施を目指して慎重な準備を進め，2007年より本格的な全国実施を行ってきた．以下に研究準備のプロセス，ならびに，現在までの進捗状況と得られた成果の概要を述べる．

1 全国実施に向けた準備

筆者らは，厚生労働科学研究「自殺の実態に基づく予防対策の推進に関する研究（主任研究者 北井暁子）」において方法論の整備を進めてきた．平成17年度，研究班は，「心理学的剖検に関するフィージビリティに関する研究」と題して，わが国における心理学的剖検——自殺者遺族に対する半構造化面接による調査——のフィージビリティ（実現可能性）を検討した（北井，2006）．具体的には，海外で実施された心理学的剖検を用いた先行研究を整理したうえで，北京自殺研究・予防センターで実施された心理学的剖検調査票をもとにして面接調査票を開発した．そして，2地域5事例の自殺者遺族に半構造化面接を実施し，心理学的剖検の実現可能性を確認してみた．

続く平成18年度「心理学的剖検のパイロットスタディに関する研究」（北井，2007）では，前年度よりも調査実施地域と対象とする自殺者事例を広げ，11地域28事例の自殺者遺族に対して調査を実施するとともに，年齢・性別・地域を一致させた生存者対照群を設定した数量的分析，さらには事例分析も行った．

パイロットスタディで得られた成果のうち，ここでは事例分析の結果のみ触れておく（勝又ら，2008；2009）．事例について自殺に至るまでの継時的プロセスを整理したライフチャートを作成し，ストレスに曝露された自殺事例が，どのような対処行動やサポート希求行動をとったのかを検討したのである．その結果から見えてきたのは，やはり自殺の要因は単純ではないという事実であった（勝又ら，2008）．たとえば，一見「借金問題」による自殺事例でも，実は数年以上前からギャンブルやアルコールなどの嗜癖問題を抱えており，ギャンブルが借金を増大させ，アルコールの酩酊が最終的な衝動的に自殺を促すというプロセスが認められることがあった．こうした事例では，借金に対する経済的支援に加えて，ギャンブルやアルコールなどの問題に対する精神保健的介入がなければ，自殺は回避し得ない可能性が示唆された（勝又ら，2009）．

2 本格的な全国実施に向けての課題

本格的な心理学的剖検研究の全国実施は，2007年12月より国立精神・神経医療研究センターに設置された自殺予防総合対策センター自殺実態分析室を中心として，「自殺予防と遺族支援のための基礎調査」として開始された．しかし，実施に際しては2つの重要な問題があった．

一つは，対象の代表性に関する問題であった．わが国の自殺の実態を解明するという趣旨からすれば，フィンランドで実施したような自殺者全数に対する調査，もしくは何らかの方法で自殺者全体からランダムに対象を抽出するような科学的調査が求められるところである．しかし残念ながら，わが国の自殺に対する意識はまだそこまで成熟していない．実際，筆者らも人口動

態統計死亡票を用いた対象抽出を検討した時期もあったが，倫理的問題からそのような疫学的手法は断念せざるを得なかった．

　最終的に，筆者らが出した結論は，その遺族が相談や遺族の集いを通じて公的機関につながっている自殺者のうち，遺族ケアなどの提供を通じて調査に耐えられる心理状態にあると判断された遺族にのみ調査協力を依頼するというものである．現時点においては，疫学調査としての科学性よりも遺族ケアの視点を優先するというスタンスをとることにしたわけである．なお，対象の偏りに対する解決策としては，筆者らが収集しえた自殺既遂事例と，性別，年代，居住地域を一致させた生存事例を対照群として設定し（生存事例の家族から同じ面接票で情報収集する），症例対照研究のデザインによって自殺の危険因子を明らかにする方法をとった（図6-1）．

　もう一つの問題は，守秘義務を含めた調査員の資格や技術，さらには各地域の公的機関における遺族ケアの体制に関するものである．この問題を解決するために，筆者らは調査員候補者の資格を厳密に定めるとともに，研究班

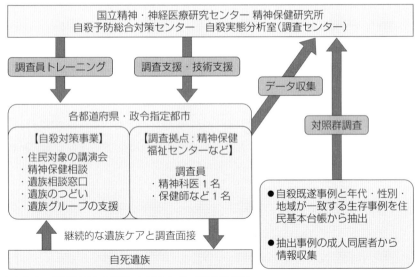

図6-1　「自殺予防と遺族支援のための基礎調査」

が主催する調査員研修会への参加を条件としている．また筆者らは，各地の公的機関における遺族ケア体制の拡充を支援するために，自殺予防総合対策センター自殺実態分析室に「調査支援センター」を開設し，必要に応じて，各公的機関の遺族ケアに関する技術的援助を提供していくこととした．筆者らは，こうした活動こそが，大綱における「地方公共団体，民間団体などが実施する自殺の実態解明のための調査を支援する」という活動の一部に当たると考えている．これによって各地の公的機関において遺族ケア体制が広がっていけば，将来的には調査に協力する遺族は増え，結果として実態解明に資する対象の代表性を確保できる可能性もあるとも考えた．

3 調査の進捗状況

全国的な心理学的剖検調査は2007年12月より開始し，本稿執筆時点（2014年末現在）で100例あまりの自殺既遂事例に関する情報収集を終了している．得られた情報については，これまで自殺既遂事例内における検討，ならびに症例対照研究の手法による検討を行い，自殺予防に資すると思われる知見が得られた時点で，その都度，分析結果を公表してきた．

これまで公表してきた分析結果の概要については，次節に示す．

VI 私たちの心理学的剖検研究から現在までに明らかにされたこと

筆者らが現在までのところ学術論文として公表してきた，心理学的剖検関連の研究成果の概要を，表6-1にまとめた．

1 自殺既遂事例検討から明らかにされた知見

1) 精神科治療と自殺

最初に筆者らが行った分析は，自殺既遂事例のうち精神科受診行動が見られた一群の臨床的特徴について明らかにすることであった．筆者らが収集し

表 6-1　自殺既遂事例の検討から見えてきたこと

	症例対照研究 オッズ比 (95%信頼区間)	自殺既遂事例内での類型分析
精神医学的問題	● うつ病性障害 　6.20 (3.54-10.86) ● アルコール使用障害 　3.13 (1.52-6.46)	● アルコール問題を呈した事例の特徴 　・中高年男性，有職者 　・アルコール問題に対する治療・援助なし ● 精神科受診事例の特徴 　・50%が精神科治療中 　・自殺時に向精神薬を過量摂取 　・若年者，統合失調症罹患者
社会・経済的問題	● 返済困難な借金 　38.43 (4.96-297.97) ● 仕事上の悩み 　4.19 (1.34-13.04)	● 借金を抱えた事例の特徴（非借金事例との比較） 　・自営業，離婚経験，睡眠時のアルコール使用，援助希求の乏しさ ● 有職者と無職者との比較 　・有職者: 中高年男性，アルコール問題，借金 　・無職者: 若年女性，未婚
生活歴上の問題	● 幼少期の被虐待歴 　5.34 (1.59-17.93) ● 学校でのいじめ被害 　3.59 (1.45-8.88) ● 身近な人の自殺・自殺未遂歴 　27.89 (6.58-118.17)	● 青少年事例の背景要因の分析 　・4〜6割に不登校，いじめ被害 　・親との離別，精神障害の家族歴 　・過去の自殺関連行動経験 　・不登校経験後 75%が学校復帰

た自殺既遂者の半数が，死亡前 1 年以内に精神科治療を受けていた（精神科受診群）．精神科受診群は女性と若年者が多く，過去に自傷・自殺企図歴を持つ者が多かった．また，自殺時に治療目的で処方された向精神薬を過量摂取した状態で致死的行動におよんだ者が多く，酩酊による衝動性亢進が自殺行動を促進した可能性が示唆された (Hirokawa et al, 2012a)．

　これらの結果から，今後の自殺対策では，精神科治療を行うにあたっては，治療薬の適正な使用を担保できるようなシステムや治療の確立が求められると考えられた．

2）アルコール問題と自殺

　次に筆者らは，死亡 1 年前にアルコール関連問題を抱えた自殺事例の検

討を行った．その結果，自殺既遂事例の21.1％にアルコール関連問題が認められ，そのような自殺既遂者の大半が40〜50代の男性かつ有職者という特徴を持つことが確認された．その一群には，習慣的な多量飲酒，自殺時のアルコールの使用，事故傾性，死亡時点の返済困難な借金，高い離婚歴という特徴が認められ，81％の者でアルコール依存・乱用の診断が可能であった（赤澤ら，2010）．また，多くの者が精神科治療中であったが，その大半はうつ病に対する治療を受けていただけで，アルコール関連問題を標的とした治療・援助を受けていた者は皆無であった．

このことから，働き盛りの男性に対する自殺対策という観点からいえば，うつ病対策とともに，アルコール問題への対策が不可欠である可能性が示唆された．

3) 返済困難な借金と自殺

筆者らは，自殺既遂事例のなかで返済困難な負債を抱えた中高年男性を抽出し，その特徴についても検討を行った（Kameyama et al, 2011）．その結果，返済困難な借金を抱えた中高年男性では，借金問題のない中高年男性の自殺既遂事例と比べて，自営業者，離婚経験者，不眠への対処としてアルコールを用いている者が多かった．また，借金問題を抱えてない自殺既遂事例と比べて死亡前1年間の年収や精神障害に罹患率に差はなかったものの，借金問題を抱える者では，死亡前1年間の援助希求行動，ならびに精神科受診をしていた者が有意に少なかった．これらの結果から，借金問題を抱える者の自殺予防では，単に借金問題の解決だけでなく，並行して精神保健的支援が必要である可能性が示唆された．

4) 青少年の自殺既遂事例に見られる背景要因

筆者らは自殺既遂事例のうち，30歳未満の事例を抽出し，青少年の自殺の特徴と背景要因についての検討を行った（Katsumata et al, 2010）．その結果，成人の9割には若干およばないものの，青少年の自殺既遂事例の8割に何らかの精神障害への罹患が認められ，若年世代においても精神障害への罹患が自殺の重要な危険因子となり得ることが示唆された．また，過去の

自殺関連行動の経験, 親との離別, 精神障害の家族歴, 不登校経験, いじめ被害経験に該当する者が 4 〜 6 割も認められ, 特に女性事例においてこうした危険因子の累積が顕著であった. さらに, 不登校経験者の 75.0 % は学校に復帰しており, 目先の学校復帰もさることながら, 学校教育現場における長期的な視点に立った精神保健的支援の必要性が示唆された.

② 症例対照研究から明らかにされた知見

1) 全体的な自殺の危険因子

ランダムに抽出した, 性別, 年代, 居住地域の市町村を一致させた生存事例を対照群とした統計学的検討では, 様々な自殺の危険因子が明らかにされている (川上ら, 2010).

自殺のサインに関する項目では, 「自殺について口にすること」, 「過去 1 カ月の身辺整理」, 「不注意や無謀な行動」, 「身だしなみを気にしなくなる」などの自殺の危険因子として同定された. また, 過去の経験に関しては, 「過去の自傷・自殺未遂の経験」, 「失踪や自殺以外の過去 1 年間における事故の経験」, 「親族や友人・知人の自殺および自殺未遂」も, 自殺と強い関係がある要因であった. さらに, 職業に関連する要因では, 「配置転換」や「異動に関する悩み」も自殺の相対リスク因子であった.

一方, 心理社会的要因では, 「子ども時代の虐待やいじめのエピソード」, 「家族や地域との交流の少なさ」が自殺リスクと有意に関連していた. 身体的健康に関する要因では, 「ADL の低下を伴う身体的問題」, 「睡眠障害の存在」も自殺の相対リスクが高い要因であった. また, 「飲酒習慣の存在」, 特に「眠るために飲酒していること」も相対リスクが高かった. 精神保健に関する要因では, 「大うつ病性障害」のほか, 「アルコール乱用・依存」, 「精神病性障害」, 「不安障害」が自殺と有意に関連しており, これらは, 社会経済的要因を考慮しても, 高いオッズ比で自殺と関連していた (Hirokawa et al, 2012b).

2) 精神科治療中の男性うつ病患者における自殺の危険因子

筆者らは，自殺直前まで「うつ病」という診断で精神科治療を受けていた，30～50歳代の男性自殺既遂者を抽出し，この群の対照群として，年齢をマッチさせた精神科治療中のうつ病患者で，最近1年以内は自殺念慮や自傷・自殺行動が認められない者を設定して，社会経済的要因や家族構成・生活様式，ならびに精神医学的特徴に関する変数を比較した（勝又ら，2014）.

その結果，家族構成や就労・生活状況，あるいは，収入・借金といった経済的状況については，両群間で差は認められなかった．しかし，自殺既遂群では，「休職取得」や「自立支援医療制度（精神通院医療）の利用者」が有意に少なかった．この結果は，精神疾患に罹患していることに対する本人や家族の受容と理解，さらには，治療に対する職場の理解と協力が得られておらず，治療継続を容易にするための環境が整備されていないことが示唆された．また，自殺既遂群では，死亡1年前にアルコールに関連した様々なトラブルを起こしていた者が多く，1カ月の飲酒日数が10日以上であるといった特徴も認められた．このことは，治療経過中に飲酒がうつ病患者の自殺リスクを高めるという，先行知見を確認する結果と考えられた.

3) 初回自殺企図が既遂となった成人男性に関する自殺の危険因子

近い将来における自殺死亡の予測因子として，最も重要でオッズ比が高いのは，いうまでもなく自殺企図歴の存在である．しかし，警察庁統計によれば，わが国の男性自殺既遂者のなかで過去の自殺企図が確認されている者は全体の13.7%にすぎない．このことは，男性の自殺予防に関するかぎり，自殺企図歴という予測因子はほとんど実効的な意義を持たない可能性を示唆している.

そこで筆者らは，初回自殺企図が既遂となった男性のデータを抽出し，一方，既遂群と居住地と年代をマッチさせた，自殺企図歴のない生存者を対照群として設定し，両群間での比較を試みた（赤澤ら，2014）．その結果，男性における初回自殺企図が既遂となることを予測する要因として，うつ病

などの気分障害への罹患とともに，返済困難な借金の存在と，アルコール乱用・依存への罹患という要因も高いオッズ比で抽出されたのである．このことから，成人男性の自殺予防のためには，うつ病診療に際してたえず患者の経済的状況と飲酒様態に目配りし，それぞれに対して必要な支援や治療を提供することが重要であることが示唆された．また，司法書士などと精神科医療機関とのあいだの連携や，一般精神科とアルコール依存専門医療機関との連携を構築する必要があると考えられた．

4）睡眠障害と自殺との関係

わが国では，自殺対策事業の一環として「睡眠キャンペーン」が広く展開されてきた．これは，「働きざかり世代の男性」のうつ病を早期に発見し，精神科治療を導入することを目的とした事業である．一般に中高年男性は自身の心の不調を否認し，うつ病の発見が遅れやすい．そこで，「睡眠」という一般的な症状に着目して，「お父さん，ちゃんと眠れてる？」をキャッチフレーズに啓発事業を展開するというものである．

そこで，筆者らは，睡眠障害に着目することが自殺ハイリスク群のスクリーニングに有効なのかどうかを検討した（Kodaka et al, 2014）．具体的には，心理学的剖検調査で収集した自殺既遂事例（自殺群）と，性別，年代，居住地域の市町村を一致させた生存事例を対照群として抽出し，自殺群とのあいだで統計学的検討を行った．

その結果，睡眠障害の存在は，自殺リスクを21.6倍も高めることが予測され，そのオッズ比は気分障害や精神障害で調整後もなお高かった．このことから，睡眠障害はうつ病などの精神障害への罹患とは関係なく自殺に関連していると考えられた．

しかし人口寄与割合危険度の検討では，睡眠障害が自殺の予測因子として有用なのは，あくまでもすでに自殺リスクの高い集団（重篤なうつ病に罹患している，あるいは，深刻な借金を抱えているなど）に対してであり，一般市民には有用とはいえないことが示唆された．また，世代別の検討では，睡眠障害を指標とするスクリーニングは，高齢者には有用であるが，若年者で

は有用とはいえなかった.

Ⅶ おわりに

本章では，心理学的剖検研究の歴史と海外における動向を概観し，わが国での実施状況として，現在のところ唯一の全国規模での心理学的剖検調査である，筆者らの研究の進捗状況，ならびにその主要な研究成果を示した.

わが国は，いまだに自殺に対する社会的偏見が強く，心理学的剖検研究を行うのは容易ではない．筆者らは，わが国において心理学的剖検研究が自殺の実態を継続的にモニタリングする方法論として定着させる必要があると考えており，その一環として，2014年より東京都監察医務院と連携した調査を進めている.

この東京都監察医務院は，東京都23区内で発生した自殺遺体すべての検案を行っている施設である．したがって，この施設を起点にして，遺族に調査依頼をすれば，東京都23区内の自殺者のうち家族と同居していた者全事例を潜在的な対象とすることができるわけである．もちろん，そのなかで実際に調査に協力してくれる遺族はごく限られていると予想されるが，どのような特徴を持つ自殺既遂者の遺族が，死後どのくらいの時期で調査依頼に応じるのかをモニタリングすることにより，今後の自死遺族支援に資する情報も収集できると期待している．なお，併せて筆者らは，現在，調査協力を契機として遺族支援のためのネットワーク作りにも着手している.

研究はさておき，筆者らは，心理学的剖検研究には単に自殺の危険因子を明らかにする以上の意義があると考えている．実際に調査面接において遺族の語りに耳を傾けるなかで，筆者らは，自殺予防のために自分に何が求められ，何ができるのかを自問し，思いを新たにさせられるという体験を何度となくしてきた．自殺予防の研究をしていると，ともすれば「自殺者総数が3万を切った」とか，「自殺死亡率が上がった（あるいは，下がった）」などと，苦悩していた故人を離れて「数字の海」に溺れてしまいがちになるが，心理

学的剖検という研究は，それに関わる者を改めて初心に立ち戻らせ，自殺を早わかりしようとする傲慢な心に強烈な「ビンタ」を食らわせる．その一端については，本章の冒頭でも少しだけ触れさせていただいた．

この分野における偉大な先人である高橋祥友は，Shneidman の訳書（原書1985; 訳書 2005）のあとがきのなかで，自殺予防のあり方を述べた，次のような Shneidman の言葉を引用している．

「精神保健の領域に携わっている者は，まず先入観を抱かずに目の前にいる人の声に耳を傾けるように，そして，その人の心の痛みはどこから生じているのかを探っていくこと，これがすべての第一歩だと教えられた．精神医学や心理学は統計学だけで答えが出るものではない．ある人が背負っている人生すべてが相手だ」

まったく同感である．自殺という現象の重苦しい風圧をじかに感じることなしに，血の通った自殺対策などあり得ない．そのことを最後に強調し，本章の結びとしたい．

【文献】

- 赤澤正人，松本俊彦，勝又陽太郎，ほか（2010）アルコール関連問題を抱えた自殺既遂者の心理社会的特徴: 心理学的剖検を用いた検討．日本アルコール・薬物医学会雑誌，45: 104-118.
- 赤澤正人，松本俊彦，勝又陽太郎，ほか（2014）過去に自殺企図歴のない成人男性における自殺のリスク要因の検討．精神科治療学，29: 519-526.
- Arsenault-Lapierre, G., Kim, C., et al. (2004) Psychiatric diagnoses in 3275 suicides: a meta-analysis. B.M.C. Psychiatry, 4: 37.
- Brevard, A., Lester, D., Yang, B.J. (1990) A comparison of suicide notes written by suicide completers and suicide attempters. Crisis, 11: 7-11.
- Cavanagh, J.T.O., Carson, A.J., Sharpe, M., et al. (2003) Psychological autopsy studies of suicide: a systematic review. Psychol. Med., 33: 395-405.
- 張賢徳（2006）人はなぜ自殺するのか—心理学的剖検調査から見えてくるもの．勉誠出版，東京．
- Kameyama, A., Matsumoto, T., Katsumata, Y., et al. (2011) Psychosocial and psychiatric aspects of suicide completers with unmanageable debt: A psychological autopsy study. Psychiatry. Clin. Neurosci., 65: 592-595.
- 勝又陽太郎，松本俊彦，高橋祥友，ほか（2008）自殺の背景要因に関する定性的研

究－ライフチャートを用いた自殺に至るプロセスに関する予備的検討－. 日本社会精神医学会誌, 16: 275-288.

- 勝又陽太郎, 松本俊彦, 高橋祥友, ほか (2009) 社会・経済的要因を抱えた自殺のハイリスク者に対する精神保健的支援の可能性－心理学的剖検研究における「借金自殺」事例の分析－. 精神医学, 51: 431-440.
- Katsumata, Y., Matsumoto, T., Kitani, M., et al. (2010) School problems and suicide in Japanese young people. Psychiatry. Clin. Neurosci., 64: 214-215.
- 勝又陽太郎, 赤澤正人, 松本俊彦, ほか (2014) 中高年男性うつ病患者における自殺のリスク要因: 心理学的剖検を用いた症例対照研究による予備的検討. 精神医学, 56: 199-208.
- 川上憲人, 江口のぞみ, 土屋政雄, ほか (2011) 心理学的剖検の症例対照研究. 平成 21 年度厚生労働科学研究費補助金 (こころの健康科学研究事業) 「心理学的剖検データベースを活用した自殺の原因分析に関する研究 (研究代表者: 加我牧子)」総括・分担研究報告書, pp145-182.
- Kodaka, M., Matsumoto, T., Katsumata, Y., et al. (2014) Suicide risk among individuals with sleep disturbances in Japan: a case-control psychological autopsy study. Sleep Medicine, 15: 430-435.
- Hirokawa, S., Matsumoto, T., Katsumata, Y., et al. (2012a) Psychosocial and psychiatric characteristics of suicide completers with psychiatric treatment before death: A psychological autopsy study of 76 cases. Psychiatry. Clin. Neurosci., 66: 292-302.
- Hirokawa, S., Kawakami, N., Matsumoto, T., et al. (2012b) Mental disorders and suicide in Japan: A nation-wide psychological autopsy case-control study. J Affect. Disord., 140: 168-175.
- 北井暁子 (2006) 厚生労働科学研究費補助金こころの健康科学研究事業「自殺の実態に基づく予防対策の推進に関する研究」平成 17 年度総括・分担研究報告書, 国立精神・神経医療研究センター精神保健研究所, 2006.
- 北井暁子 (2007) 厚生労働科学研究費補助金こころの健康科学研究事業「自殺の実態に基づく予防対策の推進に関する研究」平成 18 年度総括・分担研究報告書, 国立精神・神経医療研究センター精神保健研究所.
- Lönnqvist, J.K., Henriksson, M.M., Isometsä, E.T., et al. (1995) Mental disorders and suicide prevention. Psychiatry. Clin. Neurosci., 49: Suppl 1: S111-116.
- 本橋豊, 中山健夫, 金子善博, ほか (2006) STOP! 自殺―世界と日本の取り組み. 海鳴社, 東京.
- Phillips, M.R., Yang, G., Zhang, Y., et al. (2002) Risk factors for suicide in China: a national case-control psychological autopsy. Lancet, 360: 1728-1736.
- Pouliot, L., De Leo, D. (2006) Critical issues in psychological autopsy studies. Suicide. Life. Threat. Behav., 36: 491-510.
- Robins, E., Gassner, S., Kayes, J., et al. (1959) The communication of suicidal intent: A study of 134 consecutive cases of successful (completed) suicide. Am. J. Psychiatry, 115: 724-733.

- Scott, C.L., Swartz, E., Warburton, K.（2006）The psychological autopsy: solving the mysteries of death. Psychiatr. Clin. North. Am., 29: 805-822.
- Shneidman, E.S.（1985）Definition of suicide. Wiley, New York.（高橋祥友訳「シュナイドマンの自殺学―自己破壊行動に対する臨床的アプローチ」，金剛出版，東京，2005）
- Shneidman, E.S.（2004）Autopsy of Suicidal Mind. Oxford University Press, London.（高橋祥友訳「アーサーはなぜ自殺したのか」，誠信書房，東京，2005）
- Suresh Kumar, P.N.（2004）An analysis of suicide attempters versus completers in Kerala. Indian. J. Psychiatry, 46: 144-149.
- Yoshimasu, K., Kiyohara, C., Miyashita, K.（2008）Suicidal risk factors and completed suicide: meta-analyses based on psychological autopsy studies. Stress Research Group of the Japanese Society for Hygiene. Environ. Health. Prev. Med.,13: 243-256.

あとがき

　この，自殺予防に関する一冊の本のおわりに，筆者がこれまで自殺予防の仕事に携わってきたなかで，最も印象的な経験を紹介しておきたい．

　数年前，筆者は，ある巨大橋梁の管理会社から，飛び降り自殺防止への協力を要請された．その橋梁は海に面して架けられており，水面からの高さは約 100 メートル，そこから飛び降りればほぼ 100％即死という場所である．これまでもその高架橋から飛び降り自殺をする者は年間 1 〜 3 人程度はいたが，数年前より激増し，年間 20 人を超える自殺者を出すようになってしまった．しかも，インターネット上の巨大掲示板では，「自殺の名所」として不本意な噂が飛び交うようになってしまったという．

　もちろん，筆者は快諾した．国際的にも，サンフランシスコにあるゴールデンゲートブリッジをはじめとする巨大橋梁からの自殺は非常に大きな問題となっている．しかも，その多くは自殺頻発地帯であると同時に観光名所として知られる景勝地でもあり，対策のあり方は様々な議論を呼んでいる．おそらくこの問題は，自殺予防の仕事をする以上，避けて通れないものであるし，自身にとってもよい勉強の機会になるだろう．そう考えた．

　さっそく筆者は，海外における巨大橋梁からの自殺対策に関する文献を渉猟し，どのような対策が有効であるかを調べた．予想した通り，一番有効な対策は物理的な障壁を作ることであった．たとえば Benewith ら（Br J Psychiatry, 190: 266-267, 2007）は，英国のブリストルにあるクリフトン吊り橋の調査を行っているが，この橋に障壁を設置することでこの吊り橋からの飛び降り自殺が 50％も減少し，しかも，ブリストルの他の場所での飛び降り自殺が増加することもなかったと報告している．また，Beautrais

（Aust. N. Z. J. Psychiatry, 35: 557-562, 2001）は，オーストラリアの「無名の橋」に設置されていた障壁を除去した結果，その橋からの飛び降り自殺は5倍に増加したと報告している．いずれにしても，障壁の高さが重要であった．あたりまえの話であるが，自殺を防ぐためには高い方がよく，1.9メートル以上の高さが望ましいようであった．

筆者は，こうした知見を橋梁の管理会社に伝えた．しかし，会社側の反応は渋かった．理由は2つあった．1つは，その橋梁は観光名所でもあり，そこに高さ2メートル近い高さの障壁（有刺鉄線など）を設けると，景観が深刻に損なわれるというものであった．そしてもう1つは，そのような目立つ障壁を設置すれば，かえってそこで自殺が多発していることを周知することとなり，ますます「自殺の名所」化してしまうのではないかという懸念であった．確かにこれらの理由は十分に理解できるものであった．

会社側と何度も話し合いの場を持ったすえ，最終的に筆者は，高さわずか50センチの有刺鉄線の障壁を設置するという案に合意した．本音をいえば，「そんな低い障壁ではダメだろう．数年後に見直してもらうしかないな」と考えていた．また，その橋梁に「いのちの電話」などのヘルプラインの電話番号を記した看板を設置してほしいとも主張したのであるが，会社側から「障壁だけでは効果が得られなかったら，設置しましょう．まずはこの障壁で」と抵抗され，やむなく手を打つことにした．

それから数年後，障壁を設置した効果を検証した．予想に反して，わずか50センチの有刺鉄線の効果はてきめんであった．年間20名を超えていた飛び降り自殺者は，障壁を設置した年以降激減し，少なくとも急増前の年間1〜3人に戻ったのである．

たった50センチで……？

これが筆者の偽らざる気持ちであった．ほんのささいな障壁が自殺を考える者の行動にブレーキをかけるのか？

しかし，そういうものなのかもしれない．実際，すでに本書のなかでも触れたように，ゴールデンゲートブリッジから飛び降り自殺をしようとしてい

るところを警察官に保護され，強制的に自宅に送り届けられた人の90％あまりは数年を経過しても生存していたわけであるから（Seiden, Suicide. Life. Threat. Behav., 8: 203-216, 1978）．

この巨大橋梁における自殺対策にかかわるなかで，私は3つのことを学んだ．いずれも自殺予防を考えるうえで非常に重要な知見である．その3つのことを述べて，本書の締めくくりとしたい．

1つ目は，誰もが最後の瞬間まで人間の営みに関心を抱いている，ということである．それは，この橋梁での自殺対策の最初，ホットスポットのマッピングをしている際に気がついた．どのような時間帯に，橋梁のどの部分から飛び降りる人が最も多いのか，何らかの特定の傾向はあるのかどうかを調べたところ，時間帯は午後10時から午前3時のあいだ，場所については，ほとんど全員が，橋梁の海側に面した部分ではなく，陸側に面した部分の中央付近を選択していた．

要するに，その橋から飛び降りる人の大半は，重油を敷き詰めたような夜の海に向かってではなく，美しい街の夜景——人間の営みの光の群れ——を眺めながら身を投げていたのである．同じことは，他の「自殺の名所」でもいわれてきたことではある．たとえば，ゴールデンゲートブリッジから飛び降りる人もまたその多くが，太平洋の方ではなく，サンフランシスコの街に向かって飛び降りるというし，ある山間の湖畔で自殺する人も必ず民家近くの場所で縊首をするといわれている．

2つ目は，自殺予防を進めるためには援助者の支援が必要である，ということである．実は，その巨大橋梁の管理会社では，今回の対策以前よりアルバイトの警備員を雇って，自殺の危険がある通行人に声をかけるという試みを実施していた．しかしその試みのなかで，警備員の多くが傷つき，ケアを要する状態となっていた．

たとえばこんなエピソードがあった．自殺企図が疑われる人に声をかけた

ところ，その人は「え，何いってるんですか？　そんなわけないでしょう」
ととぼけて警備員を欺き，警備員が歩き去った直後に飛び降りたという．ある
いは，橋の欄干に手をかけて身を乗り出し，いままさに飛び降りようとし
ている人を発見した警備員が，「やめてください」と大声でその場に走り寄
ろうとすると，皮肉にもその声が背中を押す格好になって，目の前でその人
が飛び降りる，という場面に曝露されてしまったという……．

　こうした体験をするなかで，アルバイトの警備員のなかには，不眠をか
こったり，酒量が増えたり，あるいは，外傷後ストレス障害の状態に陥っ
て，自分の目の前で人が飛び降りる場面のフラッシュバックに苦しんだりす
るようになった人がいる．同じ体験は，多くの警察官や消防隊員もしている
ものであろう．

　支援が必要なのは，こうした自殺予防の超水際で活動している職種だけに
限らない．様々な援助機関で，「死にたい」と訴える人に粘り強く向き合っ
ている医師，心理士，ソーシャルワーカー，あるいは，その他の職種やボラ
ンティアもまた支援が必要であろう．そういう援助者のなかには，同僚から
尊敬されるどころか，「物好き」，「マゾっ気がある」などと，冷やかされた
り，揶揄されたりしている人も少なくなく，それが自殺予防に貢献している
貴重な人材を早期に「燃え尽き」症候群にさせている．

　本書第5章で，漫然と多剤大量療法を続ける精神科医に対して辛辣な批
判をしたが，実は，そういう精神科医のなかには，予想に反して，熱心に患
者の治療を行っている善意の臨床家も少なくない．その医師が担当する患者
で過量服薬が多いのは，そもそも，多くの精神科医が治療をあきらめ，見
限ってしまうような治療困難な患者を多数抱えているからでもある．その意
味では，そういった精神科医は優れた臨床家ともいえるが，あえて問題点を
いえば，「孤立」しているのである．同業者のネットワークから離れ，治療
を一緒に行ってくれるコメディカルの支援もなく，文字通り孤軍奮闘してい
る．あたかも，マウントポジションを取られてパンチの連打を浴び，半ば脳
震盪を起こしても試合をあきらめないK-1レスラーのように，彼らもまた

診察室で戦っている.

　もしかするとこのような援助者の多くは，所属感の減弱を体験しているのかもしれない. だとすれば，援助者を支援することもまた，自殺予防における重要な課題である.

　さて，そろそろ筆者が学んだことの3つ目について話したい. それは，人は最後まで迷っている，ということである.

　実は，その橋には，至るところに多数のテレビカメラが設置されている. したがって，橋から飛び降りる人の一部始終はすべて映像として記録されているのである. その橋梁における自殺対策にかかわった最初の時期，筆者はその管理会社の一室で橋から身投げする人たちの映像を視聴した.

　たまたまであったと思うが，私が視聴した映像の人たちはいずれも私と同じ中年の男性であった. いずれの男たちもスーツのジャケットを脱ぎ，ネクタイを外し，ワイシャツとスラックスだけの姿になって，実に長い時間，橋の欄干付近をうろうろとしていた. あたかも生と死とのあいだを分かつその橋のうえで，所属感が減弱した一人の男が，この世の人たちへの所属と，この橋から身を投げてあちら側にいった人たちへの所属とを天秤にかけ，逡巡しているかのように見えた. そして，最終的に意を決して飛び降りるわけだが，筆者が気になったのは，どの男たちも飛び降りる最後の瞬間まであるモノを手に握りしめ，何度となく視線をそれに投げていたのである. そのモノとは……

　携帯電話である.

　要するに，最後の瞬間まで彼らは人とつながるツールを意識していたことになる. もしもそこにだれかからのメールが，あるいは着信があったなら……もちろん，それはわからない. ただ，彼らが最後まで迷っていたことだけは，その所作が証明している.

　おそらくは多少意地悪な気持ちからだと思うが，自殺予防に関する講演会

でしばしば筆者に対してなされる，お決まりの質問がある．曰く，「どうして自殺を予防しなきゃいけないのか？」，「覚悟の自殺，徹底的に理性的な自殺もあるのではないか」．

筆者はこういった質問には正面から答えず，はぐらかすようにしている．しかし，内心では，「この人たちは自殺について何も知らないのだろう」と少々哀れみの気持ちを抱いている場合が多い．なぜなら，少なくとも私の場合は，自殺に関して知れば知るほど，「人は最後まで迷っている」という確信を強めてきたからである．

もちろん，われわれは自殺予防に関して万能ではない．最善を尽くしてもどうにもならないことも，残念ながらまれとはいえない．しかし，自分たちができることは，できる範囲でするべきではないかと考えている．

最後に，本書執筆にあたってご支援いただいた人たちに感謝の言葉を記しておきまたい．まず感謝しなければならないのは，元・自殺予防総合対策センター長である竹島 正先生である．竹島先生は私に心理学的剖検研究の機会を与えてくださった．この研究に従事しなければ，本書を書くことなどとうてい思い至らなかったであろう．それから，この心理学的剖検研究にこれまで一緒に取り組んでくれた歴代の研究員——勝又陽太郎先生，赤澤正人先生，廣川聖子先生，木谷雅彦先生，亀山晶子先生，山内貴史先生，小高真美先生，高井美智子先生——に感謝したい．そして今回貴重な執筆の機会を与えてくださり，伴走者をつとめてくださった中外医学社企画部の宮崎雅弘さま，同編集部の井上佐保子さまに感謝したいと思う．

本書が，この本を読んだ方たちの援助活動に多少とも資することを祈念している．

2015 年 1 月

松本俊彦

索　引

あ行

アプローチ	29, 100
安全契約	32
いのちの電話	126
イメージ瞑想法	71
飲酒	68
飲酒習慣	51
うつ病	7
演技的かつ操作的な行動	59
援助希求行動	61, 62
援助希求能力	62
援助者の陰性感情	51, 59

か行

外傷後ストレス障害	95
解離症状	68
解離性障害	94
解離性同一性障害	76, 95
獲得された自殺潜在能力	3
過食・嘔吐	68
家族内葛藤	18
過量服薬	21, 39, 50, 68, 83, 85, 87, 92, 99
過量服薬後における 　　最初の精神科診察	99
過量服薬による酩酊	93
感情的苦痛	65
危険因子	31
救急医療機関との連携	98
急性自殺状態	3
境界性パーソナリティ障害	9, 80, 100
具体的な事柄の否定	27

クリフトン吊り橋	125
経済的困難	18
警察庁の「自殺の概要資料」	109
限界設定の対象	59
故意の自傷	86
「故意の自傷」としての過量服薬	85
行為障害	94
厚生労働省の人口動態統計	109
交代人格	76
行動イベントの同定	26
行動記録表	65, 74
誤嚥性肺炎	51
ゴールデンゲートブリッジ	125
心の痛み	63
コホート研究	108
怖がらずに死を凝視する能力	4

さ行

再企図防止の方策	37
再企図リスク	99
再企図を予測	57
刺激的な置換スキル	69
刺激誘発的な体験	4, 11
自己決定権を侵害	52
自己切傷	87
自己治療的効果	63
死後の世界への魅力	33
自己破壊的行動	68
自殺以外の意図	88
自殺イベントの時系列アセスメント	29, 100
自殺願望	3
自殺願望（＝積極的な自殺念慮）	43

自殺企図	19, 57
自殺企図歴	18, 41
自殺した親族の存在	18
自殺しない契約	53
自殺しない約束	32
自殺潜在能力	3, 11, 12
自殺潜在能力の低減	12
自殺総合対策大綱	106
自殺に関するメタ心理学的知見	39
自殺に共通する 10 の特徴	1
自殺念慮	19, 23, 35, 40
自殺念慮の背景にある困難や苦痛	46
自殺の危険因子	18, 118
自殺の計画	19
自殺の計画性・準備性	11
自殺の手段・方法	30
自殺の対人関係理論	2, 7, 15
自殺未遂者	108
自殺予防総合対策センター	113
自殺予防と遺族支援のための基礎調査	113
自殺を倫理的に正当化する論理	33
自死遺族	104
自傷衝動	79
自傷と自殺の鑑	38
自傷と自殺の鑑別点	40
自傷と自殺の違い	38
自傷の習慣化・嗜癖化	65
自傷の鎮痛効果	59
自傷の定義	39
自損行為	83
市販薬乱用	96
死への迂回路	60
社会的孤立	18
周囲の反応による強化	90
主人格	76
守秘の原則	52

症状の増幅	27
衝動性の亢進	93
承認戦略	79
所属感の減弱	3, 5
神経性大食症	8
神経性無食欲症	8
人口寄与割合危険度	120
人口動態統計	109
診察なしの処方	97
身体疾患の存在	18
身体の痛み	63
心理学的剖検	104, 106
心理学的剖検研究	6, 21, 112
心理学的剖検研究の歴史	105
心理的視野狭窄	23, 28, 39, 106
診療情報提供書	98
随伴性マネジメント	101
睡眠キャンペーン	120
スナッピング	69
正常化	28
精神科処方薬の過量摂取	83
精神作用物質の乱用・依存	10
精神痛	106
セーフティボックス	72
摂食障害	8, 94

た行

第 1 世代の心理学的剖検研究	110
第 2 世代の心理学的剖検研究	111
高橋祥友	122
脱抑制	51
脱抑制状態	93
置換スキル	69
致死性の三和音	28
致死性の程度	30
致死性の予測	30, 40, 85
張	112

鎮静的な置換スキル	71
東京都監察医務院	121
統合失調症	8
疼痛閾値	4
疼痛耐性	9

な行

日本語版大食症質問票	95

は行

パーソナリティ障害	94
破壊的な交代人格	95
恥の希釈化	26
非自殺性自傷	7, 80
非致死性の予測	86, 88, 89
不快感情の軽減	85
負担感の知覚	3, 6
物質使用障害	10
物質使用による酩酊	11
フラッシュバックの頻発	95
ベゲタミン®	51, 96
返済困難な負債	117
ベンゾジアゼピン系および	
その近縁薬剤	51
ベンゾジアゼピン類	96
保護的な因子	31, 46
補助的な置換スキル	72
ボディモディフィケーション	80

ま行

マインドフル呼吸法	71
マインドフルネス	71, 72
マクロ統計	109
慢性自殺状態	3
無診療投薬	97

無名の橋	126
酩酊	92
酩酊による衝動性亢進	116

や行

優しい・穏やかな想定	27

ら行

リストカット	59
ロサンゼルス自殺予防センター	106

欧文

acquired capability for suicide	3
bulimia investigatory test of	
edinburgh; BITE	95
CASE approach	19
CASE (chronological assessment of	
suicide event)	29, 100
constriction	106
deliberate self-ham (DSH)	86
DSM-5	80
Edwin Shneidman	1
Farberow	106
no suicide contract/suicide	
prevention contract	53
non-suicidal self-injury	81
perceived burdensomeness	3
psychache	106
psychological autopsy	104
Robins ら	107
SAD PERSONS scale	18, 19
Shea	19, 24, 26, 29
Shneidman	39, 106, 122
Thomas Joiner	2
thwarted belongingness	3

索 引　133

著者略歴

松 本 俊 彦（まつもと・としひこ）

国立研究開発法人 国立精神・神経医療研究センター
　精神保健研究所 薬物依存研究部 部長
　同センター病院 薬物依存症センター　センター長

【経歴】
1993 年佐賀医科大学卒業．横浜市立大学医学部附属病院での初期臨床研修修了
後，国立横浜病院精神科シニアレジデント，神奈川県立精神医療センター医師，
横浜市立大学医学部附属病院精神科助手，医局長を経て，2004 年に国立精神・神
経センター（現，国立精神・神経医療研究センター）精神保健研究所 司法精神医
学研究部専門医療・社会復帰研究室長に就任．以後，同研究所 自殺予防総合対策
センター自殺実態分析室長，同 副センター長などを歴任し，2015 年より同研究
所 薬物依存研究部 部長に就任．さらに 2017 年より国立精神・神経医療研究セ
ンター病院 薬物依存症センター センター長を併任．

【学会等役員兼務】
日本アルコール・アディクション医学会理事
日本精神科救急学会理事
NPO 法人 八王子ダルク 理事
NPO 法人 東京多摩いのちの電話 理事
NPO 法人 京都自死自殺相談センター「Sotto」理事

【主著】
「薬物依存の理解と援助」（金剛出版，2005）
「自傷行為の理解と援助」（日本評論社，2009）
「アディクションとしての自傷」（星和書店，2011）
「薬物依存とアディクション精神医学」（金剛出版，2012）
「自傷・自殺する子どもたち」（合同出版，2014）
「アルコールとうつ，自殺」（岩波書店，2014）
「自分を傷つけずにはいられない」（講談社，2015）
「物質使用障害治療プログラム──SMARPP-24」（共著，金剛出版，2015）
「よくわかる SMARPP──あなたにもできる薬物依存者支援」（金剛出版，2016）
「薬物依存臨床の焦点」（金剛出版，2016）
「ハームリダクションとは何か」（共著，中外医学社，2017）
「薬物依存症」（筑摩書房，2018）

もしも「死にたい」と言われたら
自殺リスクの評価と対応 　　　　　　　　　　　Ⓒ

発 行	2015 年 5 月 30 日	1 版 1 刷
	2015 年 6 月 25 日	1 版 2 刷
	2015 年 8 月 15 日	1 版 3 刷
	2016 年 8 月 1 日	1 版 4 刷
	2017 年 12 月 1 日	1 版 5 刷
	2019 年 6 月 20 日	1 版 6 刷
	2021 年 5 月 25 日	1 版 7 刷

著　者　　松 本 俊 彦

発行者　　株式会社　中外医学社
　　　　　代表取締役　青 木 　滋

　　　　　〒162-0805　東京都新宿区矢来町 62

　　　　　電　　話　　03-3268-2701（代）

　　　　　振替口座　　00190-1-98814 番

印刷・製本/三和印刷（株）　　　　　　　＜ MM・MU ＞
ISBN978-4-498-12974-0　　　　　　　　Printed in Japan

JCOPY ＜（社）出版者著作権管理機構 委託出版物＞
本書の無断複製は著作権法上での例外を除き禁じられています.
複製される場合は，そのつど事前に，（社）出版者著作権管理機構
（電話 03-5244-5088，FAX 03-5244-5089，e-mail: info@jcopy.
or.jp）の許諾を得てください.